D0993567

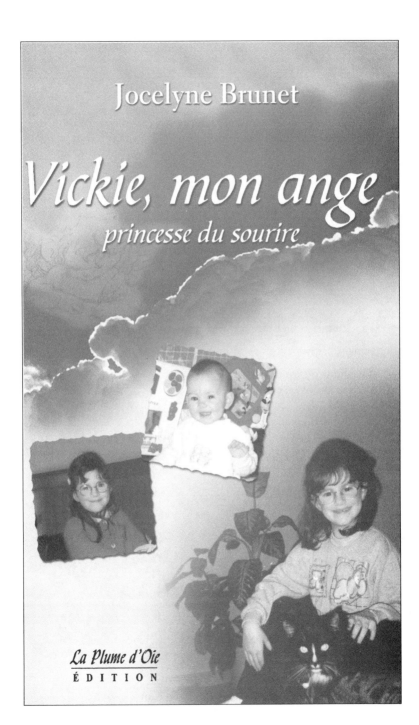

Jocelyne Brunet

Vickie, mon ange
princesse du sourire

La Plume d'Oie
ÉDITION

Catalogage avant publication de Bibliothèque et Archives Canada

Brunet, Jocelyne, 1957-

Vickie, mon ange : princesse du sourire

ISBN 978-2-89539-128-9

1. Morin, Vickie. 2. Cancéreux - Québec (Province) - Biographies. I. Titre.

RC281.C4B78 2007   362.198'929940092   C2007-940156-2

© La Plume d'Oie Édition

Jocelyne Brunet

ISBN : 978-2-89539-128-9

Dépôt légal – Bibliothèque nationale du Québec, 2007

Dépôt légal – Bibliothèque nationale du Canada, 2007

Pour communiquer avec l'auteure :
jocelynebrunet550@sympatico.ca

Cette publication est dirigée par :

La Plume d'Oie

ÉDITION – CON-
CEPT
155, des Pionniers Ouest
Cap-Saint-Ignace (Québec) G0R 1H0
Téléphone et télécopieur : **418.246.3643**
Courriel : info@laplumedoie.com
Site Internet : www.laplumedoie.com

Avant-propos

Je suis la maman de Vickie. Il y a déjà quatre ans que mon ange a déployé ses ailes pour prendre son envol. Son absence fut inacceptable et très douloureuse pour son père et moi. Mais ce qu'elle a vécu dans sa courte vie nous a révélé qu'elle vit maintenant ailleurs. Or, je sais qu'un jour nous serons réunis à nouveau, et ce, pour l'éternité.

Sa vie fut singulière et, dès l'âge de huit mois, un phénomène tangible pour elle mais invisible pour nous s'est produit. D'ailleurs, il dura près de deux mois à intervalles irréguliers. Nous, ses parents, avons été témoins des réactions de notre enfant face à ce mystère, tout comme quelques autres membres de la famille. En aucune façon il ne s'agissait de son imagination ou de quelques fantaisies de sa part. Non, pas chez un bébé !

Elle a vécu son enfance et sa courte jeunesse normalement à l'exception que, par moments, ses propos et actions démontraient qu'elle était « habitée » dans tout son être. Sinon, Vickie était une fillette énergique qui aimait jouer, rire et avoir des amis auprès d'elle. D'une intelligence vive, sensible et compatissante, elle avait le cœur sur la main et nous démontrait à nous, ses parents, un amour filial assez exceptionnel.

Avant même sa venue au monde, j'ai inscrit pour elle des commentaires dans un cahier. Je lui dis alors que tout au long de son enfance j'y noterai son développement, ses premiers mots et toute anecdote se rapportant à elle. Ainsi, notre fille connaîtra plus tard une grande partie de sa petite enfance et elle en sera certainement ravie.

Malheureusement, ce cahier a servi à une tout autre fonction. C'est avec celui-ci que j'ai pu écrire la biographie de ma chère enfant, car il m'a permis de me rappeler une quantité incroyable de faits dont je n'aurais pu me souvenir autrement.

J'en suis alors à mon neuvième mois de deuil lorsque je me décide à tenter un essai d'écriture sur sa vie. Il y a plusieurs mois déjà que je me demande si je devrais le faire, car j'ai la sensation qu'une force m'y pousse. Toutefois, connaissant l'objectif de l'écrit qui est très clair en moi, je suis perplexe face au comment il serait reçu dans le monde. Puis je m'interroge à savoir si j'ai le droit de dévoiler ce que Vickie a voulu camoufler de son vivant. Me sentant tiraillée par ces questionnements, j'implore ma fille de m'envoyer un signe qui confirmerait la diffusion de sa vie peu banale.

Je m'installe au fil des jours devant mon ordinateur et la rédaction se passe plutôt bien; j'y prends goût. Même si je suis encore incertaine, je me plonge dans le cahier en question et les mots s'inscrivent à l'écran.

Un jour, j'ai l'idée de chercher un pense-bête qui me rappellerait de demander à Vickie l'inspiration pour l'écriture. En fait, j'espère qu'elle m'insufflera les choses importantes à raconter car c'est son livre, après tout. Je fouille donc dans ma bibliothèque puis sur Internet à la recherche d'une image d'ange que je collerais sur mon ordinateur, mais sans succès. Les anges sont soit des angelots en couche, ou encore des dames affublées de grandes ailes dans le dos. Comme je n'en trouve aucun qui aurait à peu près l'âge de ma fille, je laisse tomber mon idée. Une semaine plus tard, je reçois une enveloppe par la poste venant de Joliette. Quelle surprise pour moi lorsque je découvre un petit carton sur lequel est imprimé un ange ! Cet ange est jeune, il est légèrement penché sur un livre ouvert et en train d'écrire avec une plume à la main gauche. Comment alors ne pas m'imaginer que ceci est un signe de Vickie ? J'en conclus rapidement qu'elle me donne le feu vert pour témoigner de sa vie et à partir de ce jour, je suis résolue à l'écrire jusqu'au bout.

Ma belle-sœur Andrée, auteure de cet envoi postal, n'était nullement au courant de ma quête d'un ange. D'ailleurs, je n'avais jamais parlé de ma recherche de cet aide-mémoire; pas même à Dominique, le père de ma fille. Doit-on expliquer ce hasard par la synchronicité ou encore comme un clin d'œil de ma belle ? Comme je ne suis pas dans le secret des dieux, à chacun de tirer ses conclusions.

J'ai rédigé ce livre au présent et le plus exactement possible en me remémorant les évènements et états d'âme du moment. Jamais je n'ai écrit des faits qui n'étaient pas authentiques. Lorsque je n'étais pas sûre d'une date, j'inscrivais « un jour » ou « quelque temps plus tard ». Par contre, l'erreur étant humaine, certaines inexactitudes ont pu se glisser malgré moi et si tel fut le cas, ce ne sont que des détails secondaires, car tous les récits et paroles retranscrits sont véritables. De plus, en aucun moment je n'ai interprété des faits, car mon but ultime est de transmettre avec précision la vie de Vickie. Ce serait de lui faire injure « d'arranger » certains épisodes.

Je vous invite donc à lire au fil du temps sa vie jusqu'à après son départ. Vous y découvrirez son essence, ses petits bonheurs, son développement, sa maladie, les phénomènes surprenants, ses souffrances, ses joies, sa foi. Si sa vie ici-bas était porteuse d'un message, j'espère avoir contribué par ce témoignage à le propager à qui veut bien l'entendre. Voici Vickie, mon ange.

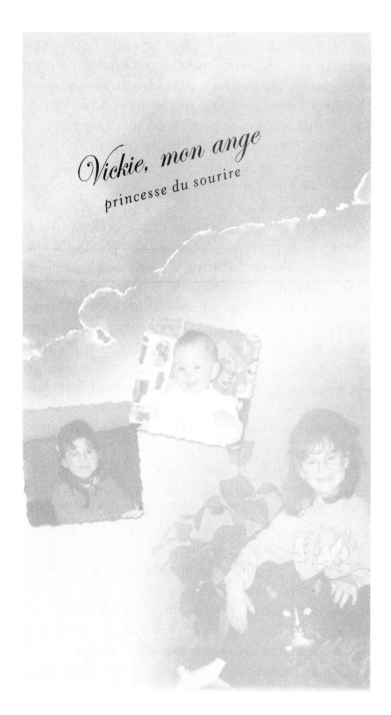

Vickie, mon ange

princesse du sourire

Préface

Ce qui m'étonne, dit Dieu, c'est l'Espérance
Et je n'en reviens pas.
Cette petite espérance qui n'a l'air de rien du tout.
Cette petite fille espérance.
Immortelle...
L'Espérance est une petite fille de rien du tout
Qui est venue au monde
Le jour de Noël de la dernière année
Qui joue encore avec le bonhomme Janvier
Avec ses petits sapins en bois...
C'est cette petite fille pourtant qui traversera les
Mondes. C'est cette petite fille de rien du tout.
Elle seule, portant les autres,
Qui traversera les mondes révolus.

Charles Péguy

Ceux et celles qui ont connu Vickie savent que cette petite fille était aussi une très grande dame. Elle possédait une foi et une espérance à toute épreuve. Sa courte vie, marquée par la maladie et ses combats, témoigne de sa grandeur d'âme.
Vickie, princesse du sourire dans l'épreuve, nous rappelle l'essentiel. Nous sommes faits pour Dieu et l'Éternité. L'existence terrestre, si importante soit-elle, demeure un pèlerinage vers l'au-delà.

Par ce témoignage touchant présenté dans ce livre et en communion avec Vickie, qui a vécu intensément et lutté sans cesse, que nous puissions vivre encore mieux et lutter encore plus fort contre tout ce qui a saveur de souffrance, de mal et de mort. Que le sourire de Vickie transfiguré par la résurrection du Christ nous y aide.

Oui, il m'a été donné de rencontrer un ange sur terre, un ange qui s'appelait Vickie.

Alain Ferron, prêtre

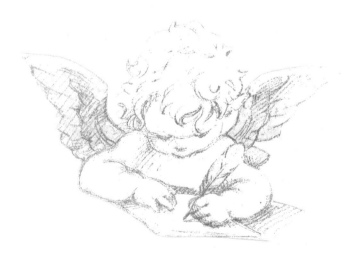

Un autre Ti-Mousse

Le mystère de l'incarnation se répète en chaque femme; tout enfant qui naît est un Dieu qui se fait homme.

Simone de Beauvoir

C'est positif ! Je n'en crois pas mes oreilles. La dame de la pharmacie vient de nous apprendre que le test de grossesse est positif. Dominique s'approche de moi, un léger sourire aux lèvres, me donne un baiser sur la joue et me dit : « Félicitations ! » Les larmes me montent aux yeux et je me sens toute drôle en pensant qu'il y a un petit être en devenir dans mon ventre. La pharmacienne nous regarde réagir calmement, nous sourit puis me félicite à son tour. Nous retournons à Labelle excités par cette nouvelle en ce 22 juillet 1992. Mille réflexions et questionnements nous submergent tout au long de la route. « Est-ce que nous l'annonçons tout de suite ? » me demande le futur papa. La réponse ne se fait pas attendre. Aussitôt arrivés au village, nous bifurquons à gauche pour prendre la rue où demeurent mes parents. Dès le seuil de porte franchi, j'informe ma mère qu'il y aura bientôt un autre Ti-Mousse dans la famille. Je la taquine un peu, car Dominique et moi avons un petit caniche noir répondant au nom de Ti-Mousse. Surprise, elle m'interroge sur la race de ce nouveau venu. Je porte alors une main sur mon ventre en le tapotant légèrement. Réalisant que je parle d'un bébé, émue, ma mère se lève, me prend dans ses bras et m'embrasse. Elle ne s'attendait vraiment pas à ce qu'il y ait un autre enfant dans la famille, surtout pas de moi. J'ai alors 34 ans et j'ai rarement parlé marmaille avec ma mère. En fait, j'y réfléchissais déjà depuis quatre ans. Longue réflexion, je le conçois, mais fonder une famille n'est pas une décision à prendre à la légère. Dominique et moi en avons discuté à quelques reprises et chaque fois il me laissait le dernier mot. Je suspendais alors la question, car je n'étais pas sûre d'être prête et j'avais une peur bleue de l'accouchement. Mais voilà qu'un jour j'ai fait confiance à la vie.

Je monte ensuite voir mon père pour lui annoncer l'heureuse nouvelle. Celui-ci est alité depuis 12 ans à la suite d'un accident de voiture. Il demeure seul au rez-de-chaussée, car il a de la difficulté à endurer le moindre bruit provenant d'autres pièces. Ma mère vit donc depuis quatre ans dans le logement du sous-sol de leur maison et elle doit gravir les escaliers chaque fois qu'il l'interpelle au moyen d'un coup de canne sur le plancher. Elle a troqué son rôle d'épouse pour celui d'infirmière et de servante. Dominique et moi arrivons à la chambre et mon père a le regard tourné vers sa porte, car il nous a entendus venir. Il est content de nous voir et s'informe de notre état. Alors, sans plus attendre, je lui apprends notre cadeau du ciel. Mon paternel n'est pas un homme très expressif, mais je vois bien qu'il est heureux de la nouvelle.

Ma grossesse se déroule bien, quoique j'ai des nausées du deuxième au quatrième mois. Rien de bien grave mais c'est inconfortable, surtout lorsque je travaille. Je suis caissière dans une institution financière, ce qui m'amène à être continuellement en contact avec des personnes. Un certain jour, j'apprends que j'aurai droit à un congé préventif de trois mois car je travaille debout et, calcul fait, cela m'amène à travailler jusqu'au 18 décembre. Quel bonheur ! Ainsi je serai en congé durant la période des Fêtes ainsi que tous les jours à venir jusqu'à l'accouchement prévu pour le 18 mars. Le hasard a très bien fait les choses; que demander de plus ? J'aurai tout le temps nécessaire pour me reposer et voir aux derniers préparatifs avant la venue de notre enfant.

Dominique m'accompagne aux cours prénataux et à toutes les visites médicales sans que je le sollicite. Pour lui c'est tout à fait normal, car c'est sa responsabilité. Les cours sont intéressants et nous rassurent sur notre nouveau rôle de parents. Nous sommes plusieurs couples à les suivre au CLSC de Labelle en soirée. Lors de la dernière rencontre, l'animatrice convie chacun à s'exprimer sur la naissance attendue. Mon tour venu, je révèle que mon seul désir est que mon enfant soit en bonne santé; soudain, une forte émotion m'envahit et j'éclate en sanglots. Mais qu'est-ce qui m'arrive ? Je ressens une telle crainte que mon enfant ne soit pas normal ! Pourquoi ne suis-je pas confiante comme les autres participants ? Je ne me reconnais plus; ce n'est vraiment pas dans mes habitudes d'être angoissée.

Lors d'une visite médicale, mon médecin me conseille fortement d'aller passer une amniocentèse car j'aurai 35 ans en novembre prochain. À partir de cet âge, il y a plus de risques d'avoir un enfant trisomique. La ponction est effectuée à l'Hôpital Sainte-Justine de Montréal le 8 octobre. Dominique et moi sommes nerveux, car nous avons peur que la grande aiguille touche au bébé et provoque un avortement. Le prélèvement est réussi après la deuxième tentative et nous en sommes bien soulagés. Le médecin nous informe que nous pourrons connaître sans méprise possible le sexe du bébé. J'aimerais tant avoir une fille ! Et c'est de même pour le futur papa. Nous devons attendre un mois avant de le savoir et pour connaître les résultats de l'examen.

Le 10 novembre, je suis à mon travail quand je reçois le fameux appel téléphonique provenant de l'hôpital. Sachant que j'attends cet appel avec impatience, des collègues me regardent en souriant. Je réponds et une voix féminine me parle :

– Bonjour Madame Brunet, j'ai les résultats de l'amniocentèse que vous avez passée dernièrement. Votre bébé est en excellente santé.

– Ah oui ! J'en suis très heureuse.

– Voulez-vous connaître le sexe de votre enfant ?

– Oui, j'ai bien hâte de savoir.

– C'est une fille. Félicitations !

Quel soulagement ! Après l'avoir remerciée, je raccroche et m'aperçois que tout le monde a les yeux rivés sur moi. Je leur divulgue que le bébé est en parfaite santé mais que pour savoir si c'est une fille ou un garçon, ils devront attendre au lendemain, car l'honneur revient d'abord au papa. Je suis tellement contente. Une fille ! Ma journée de travail terminée, j'ai hâte que Dominique revienne à son tour à la maison pour lui apprendre les bonnes nouvelles. Il est heureux comme un roi à l'annonce d'une future petite princesse dans notre chaumière.

Maintenant que je suis en congé, je savoure chaque moment passé à la maison. Je peux enfin dormir le matin sans devoir me réveiller à une heure fixe et je peux relaxer tranquillement en regardant les émissions matinales de Radio-Canada. C'est la seule chaîne que nous pouvons syntoniser, car notre petite maison est située dans la forêt et le câble ne s'y rend pas. Comme le temps est bon !

Dominique est toujours avenant avec moi et lorsque nous sortons, il me fait asseoir et m'aide à enfiler mes bottes. Il ne veut pas que je me penche trop, car j'ai eu des problèmes avec mon nerf sciatique en octobre dernier, et il ne veut pas que cela recommence.

Un soir que je suis couchée pour la nuit, j'entends une voix intérieure me parler. C'est clair, direct et bref. La voix me dit : « Tu auras un enfant qui aura un problème de santé. Ce sera grave, peu apparent et cela n'affectera en rien son intelligence. Puis un jour tu le perdras. » J'acquiesce sans réfléchir. Je touche mon ventre puis tout à coup, je réalise ce que je viens d'accepter. Je panique intérieurement et je pense : « Non, non ! Je ne veux pas ! Je ne veux pas ! Il n'en est pas question ! » Et je me mets à pleurer. Je prends garde de ne pas faire de bruit, car je ne veux pas que Dominique m'entende. Je pleure comme une Madeleine. Je me demande si c'est moi qui ai imaginé une pareille chose et comment j'ai pu, ne serait-ce qu'un instant, concevoir une telle horreur. Je me sens mère ingrate. Tantôt je me sens coupable, tantôt je me dis que ça ne vient pas de moi. Mais de qui ? Et si ça arrivait pour vrai ? Cet événement me hantera continuellement. Je n'en parle à personne; à quoi bon ?

C'est la veille de Noël et Dominique et moi allons à la messe de vingt heures. C'est un jour spécial pour nous deux et ma mère, qui nous accompagne, devient le témoin de nos fiançailles. La célébration terminée, nous allons voir Gaston, le prêtre, afin qu'il nous bénisse. L'instant est émouvant et je me sens nerveuse; heureusement que ce n'est pas long.

Nous invitons ensuite ma mère à venir à la maison pour un petit réveillon ainsi que ma sœur Ginette. Celle-ci nous félicite et nous offre de petits cadeaux de fiançailles.

Je déballe un livre à pages vierges dont la couverture est une image de chat; elle connaît bien les goûts de sa sœur cadette. Je l'informe dès lors que ce livre deviendra un journal pour ma fille. J'y noterai des anecdotes de sa petite enfance, ses premiers mots, sa première dent, etc. Ainsi, lorsqu'elle sera grande, elle connaîtra son développement au fil du temps, ses exploits et pitreries.

Je débute l'écriture en lui expliquant la façon dont nous nous sommes rencontrés. Notre fille sera certainement heureuse de l'avoir par écrit. C'est par le biais de mon jeune frère Claude que j'ai connu celui qui deviendra son père. Tous les deux travaillaient à la station touristique du Mont-Tremblant et mon frère visitait quelquefois Dominique à la pâtisserie pour lui piquer une jasette et parfois une brioche. Un jour, Claude me fait une brève description d'un type célibataire qui aimerait rencontrer une fille et me demande si je serais intéressée à le connaître. Comme je suis seule depuis un certain temps, je me décide à aller le rencontrer au bar Le Tisonnier à Saint-Jovite. Nous faisons connaissance en prenant une consommation, puis nous allons souper dans un restaurant. Cela se passe le 22 mars 1987, la veille de l'anniversaire de naissance de Dominique. Depuis ce temps nous sommes ensemble, soit près de six ans déjà.

Dominique m'achète un livre portant sur les bébés, sachant que j'aime bien lire. Alors, rendant l'utile à l'agréable, je le dévore du début à la fin. Quelle lecture utile pour une future maman qui se demande si elle saura bien s'y prendre ! Je connaîtrai du moins la « technique » pour prendre soin des bébés en espérant avoir l'instinct maternel.

Le 15 janvier, je découvre un écrit spécial dans le volume intitulé *Chaînon de vie, Chaînon de force* de Richard Lemay. Le texte est si beau que je le transcris dans le journal et le relis souvent le soir à haute voix à mon bébé. Au fait, mon bébé s'appellera Vickie. Il y a longtemps que j'aime ce prénom et Dominique trouve cela joli.

Vickie

Tu nous as choisis comme parents et nous en sommes fiers. Nous ferons tout notre possible pour te donner une vie merveilleuse. Je te porte en mon sein et, sans te connaître, je t'aime déjà.

J'essaie de conserver une santé parfaite à tous points de vue et j'accepte toutes les énergies supplémentaires que Dieu me donne pour t'aider à te développer et te parfaire. Je sais que tu viendras au moment voulu et que ta venue s'accomplira dans l'harmonie la plus complète. Tu seras belle, forte et intelligente. Tu vivras équilibrée avec tout ce qui t'entoure et tu aimeras la terre pour tout ce qu'elle te procure. Tu seras heureuse parce que tu auras compris le sens de ta vie ici-bas. Tu seras utile à la société et tu contribueras à l'édification d'un monde meilleur.

Les journées passent, mon ventre grossit, je me sens bien et j'adore être enceinte. La petite Vickie bouge à présent, alors je pose souvent une main sur mon ventre pour percevoir le moindre mouvement. Tout à coup, une bosse surgit sur la gauche, puis une autre. Fait-elle ses exercices quotidiens ? Comme j'aime sentir la vie en moi ! Cela me fascine et je pense aux hommes qui n'ont pas ce bonheur de vivre un telle merveille. La sensation me rappelle les nombreuses chattes enceintes que j'ai eues dans ma vie. Je me souviens du temps que je passais avec chacune d'elles, une main sur leur ventre pour percevoir les ondulations, les soubresauts. La chatte ronronnait et semblait heureuse que je prenne part à son bonheur. Puis venaient les contractions et alors je sentais le ventre se durcir sous ma main. Je parlais doucement à la chatte pour la réconforter et un bébé arrivait dans son enveloppe gluante. Aussitôt, la maman chatte s'occupait de couper le cordon ombilical avec ses dents puis de laver son rejeton et peu de temps après, un autre se montrait le bout du nez. J'assistais émerveillée à ces naissances, mystères de la vie.

Je passe une échographie qui montre que le bébé a la tête vers le haut. S'il venait au monde en ce moment, ce serait un cas de siège. J'en suis à ma trente-sixième semaine de grossesse, alors il reste encore du temps pour que la petite se retourne dans la bonne position. Le femme médecin me propose néanmoins de tenter la bascule si rien n'a changé d'ici une semaine. Cela consiste à faire tourner le bébé au moyen de manipulations sur mon ventre. Les chances que le tout réussisse sont de une sur deux, et il y a un léger risque que le cordon ombilical s'enroule autour du cou de l'enfant. De plus, cette manœuvre pourrait provoquer un début de travail prématuré. Par contre, si ma fille demeure dans cette position, l'accouchement devra alors se faire par césarienne. Le médecin nous demande d'y réfléchir dans les jours à venir.

Dominique est plus ou moins d'accord pour la bascule, mais il me laisse prendre la décision finale. Je ne cogite pas longtemps en pensant aux risques pour Vickie et au fait que je n'ai pas envie de me faire pétrir le ventre. Il est tellement dur et rond que je me demande comment, de toute façon, elle pourrait y arriver. Puis, en mon for intérieur, je désire accoucher par césarienne, ce qui me préserverait des douleurs de l'enfantement. Laissons donc faire la nature. Mais comme je me sens lâche !

Vickie a souvent le hoquet et le médecin m'indique que c'est parce qu'elle boit du liquide amniotique. Ah, la petite gourmande ! Je m'en réjouis en concluant que si elle a faim, c'est qu'elle est en bonne santé. Que puis-je imaginer pour libérer mon esprit de mes craintes ? Je commence à avoir hâte de lui voir la binette mais en même temps, je vais regretter de ne plus la porter. J'aime tellement cela ! Je crois que je ne m'en lasserais jamais. J'espère qu'elle aura de belles fossettes comme sa grand-maman Morin, de beaux cheveux soyeux comme son père et un peu de moi, bien entendu !

Depuis un certain temps, je fais des exercices pour me préparer à l'accouchement. Je vais aussi à la piscine avec Dominique une fois par semaine, même si cela me demande de gros efforts car je n'aime pas vraiment l'eau. Je consulte aussi un livre sur l'allaitement maternel, car je veux donner à Vickie tout ce qu'il y a de meilleur pour sa santé.

Le temps de la délivrance arrive à grands pas mais je me sens calme et le 12 mars, je vais rencontrer mon médecin. Après examen, elle constate que le bébé n'est pas retourné. Elle signe alors un papier afin que j'aille passer une autre échographie le lendemain. Ayant obtenu les résultats, je confirme le cas de siège à mon médecin. Elle convient donc avec moi de la césarienne pour le lundi 15 mars à huit heures du matin. Je n'informe personne de ma famille parce que je veux faire la surprise, mais aussi parce que je ne veux pas que ma mère s'inquiète pour moi cette journée-là. Je l'appellerai le lendemain quand tout sera terminé et que notre chère petite fille aura fait son entrée dans ce monde.

Voilà la Poune

*Le Christ ne nous guide plus de l'extérieur mais de
l'intérieur, par son Esprit.
[...] Il nous donne de découvrir le visage que nous
avions en Dieu avant que nous n'ayons été conçus.*

Yves Raguin, dominicain

En fin de matinée, le dimanche 14 mars, je reçois la
confirmation de mon entrée au centre hospitalier de Sainte-
Agathe-des-Monts. Je suis un peu nerveuse et j'ai de la
difficulté à me concentrer pour terminer ma valise. Comme
il a neigé la nuit dernière, Dominique doit pelleter beaucoup afin que l'on puisse rejoindre la route. Nous arrivons
finalement à l'hôpital et je m'installe dans ma chambre
privée, gracieuseté de mon assurance au travail. Je loue la
télévision pour quatre jours, car c'est un de mes passe-
temps favoris. Dominique et moi regardons quelques émissions ensemble, puis il retourne à la maison en fin de soirée.
Je suis maintenant seule avec ma bedaine qui s'agite, et je
songe que c'est la dernière nuit que mon bébé et moi
vibrerons ensemble dans un seul corps. Je suis nostalgique
mais aussi heureuse à l'idée que je tiendrai très bientôt ma
fille dans mes bras. L'infirmière m'apporte un léger somni-
fère que je refuse, car je n'ai jamais pris ce genre de médicament et n'en ressens vraiment pas le besoin. Je m'endors
sans problème et je passe une bonne nuit.

Le lendemain matin, peu de temps après mon réveil,
Dominique arrive à la chambre calme et joyeux. Quelques

minutes plus tard, on vient me chercher pour m'emmener à la salle d'opération. Le futur papa marche à côté de la civière et me demande si je suis nerveuse. Je lui réponds par la négative, car je fais confiance au personnel médical et je me sens sereine. Comme Dominique assistera à l'accouchement, on lui remet une jaquette et un masque qu'il devra porter. La température est fraîche dans la salle et je grelotte pendant qu'on m'installe sur une table dure, froide et inconfortable. L'anesthésiste m'injecte un produit et en quelques secondes, je suis dans les bras de Morphée.

À moitié éveillée, je sens la civière qui roule alors j'ouvre les yeux avec effort; je vois que j'avance dans le couloir. Je cherche Dominique et juste avant d'entrer dans la chambre, je l'aperçois à l'avant qui me regarde. Je lui demande aussitôt si la petite est en bonne santé. « Oui, elle est parfaite et très belle à part ça. » Je me mets à pleurer, à la fois heureuse et soulagée. Des larmes coulent maintenant sur les joues du papa et cela m'émeut encore plus. Il me dit en souriant : « Regarde, tu me fais pleurer maintenant. » Je me rendors aussitôt malgré moi et me réveille finalement dans mon lit.

Je regarde mon ventre qui est encore gros, mais vide de bébé. Je ne ressens aucune douleur et je remarque que je suis branchée à un appareil. L'infirmière m'explique que je pourrai ainsi prendre moi-même de petites doses de morphine au besoin. Je trouve cet appareil fameux, car il n'y a pas de temps d'attente pour être soulagée et il permet au personnel infirmier d'être moins sollicité. La coupure sur mon ventre a été refermée au moyen d'agrafes en métal et je ne suis pas très heureuse de cela en pensant au jour où on me les enlèvera.

Vers onze heures trente, l'infirmière m'amène ma petite Vickie pour la première fois. Elle est emmaillotée dans une couverture rose et porte un bonnet sur la tête. Elle est très belle et bien petite malgré ses sept livres et neuf onces. Elle ressemble à son papa. Comme ça me fait drôle de tenir mon enfant dans mes bras. Ce petit ange est un don du ciel; ce n'est certainement pas moi qui ai créé cette petite merveille.

En début d'après-midi, l'infirmière me montre comment m'y prendre pour nourrir Vickie. J'ai peur de ne pas avoir de lait mais dès qu'elle se met à téter d'instinct, le colostrum fait son apparition. Même si je sais que c'est normal, je suis ébahie que du lait puisse sortir de mon propre corps.

Le séjour à l'hôpital se déroule bien et Dominique passe ses journées avec nous. Il est très attentionné et s'occupe de nous deux avec amour et délicatesse. Après chaque boire, il prend Vickie contre lui et lui tapote doucement le dos afin qu'elle fasse son rot puis la berce et la cajole. Les infirmières lui disent qu'il est un bon papa. Il me raconte comment s'est déroulée la césarienne : « Vickie était placée encore bien haute et un médecin a dû pousser fort sur le haut de ton ventre. Ensuite la chirurgienne a dû tirer les petites jambes pour la faire sortir. » J'ai alors compris d'où venaient mes douleurs aux côtes. « La chirurgienne a mentionné que Vickie ne serait pas née avant deux bonnes semaines si tu l'avais eue normalement. » Il m'avoue qu'il a aimé assister à la venue au monde du bébé et ne s'est jamais senti mal. Notre fillette est née à huit heures trente-quatre et dès que les tests nécessaires ont été passés, son papa l'a bercée pour la première fois.

Je reprends des forces de jour en jour, mais ma coupure est sensible. Dominique m'aide à marcher dans le couloir même si cela me donne parfois la nausée et des étourdissements, mais je dois le faire. Je reçois la visite de ma mère et de mes deux sœurs, Ginette et Monique, qui trouvent notre fille superbe. Elles apportent des cadeaux, des fruits, des ballons, des cartes de vœux; nous sommes bien gâtés.

Dominique et moi avons hâte de revenir à la maison avec notre petite fille. Je pense de mon côté au déplacement d'une durée de deux heures aller et retour que le papa n'aura plus à effectuer quotidiennement. J'ai également hâte d'habiller Vickie avec de beaux vêtements de bébé et de la présenter au reste de la famille; j'en suis si fière !

Après cinq jours d'hospitalisation, c'est enfin le grand jour. Il fait beau, le soleil brille mais ce n'est pas chaud. J'emmitoufle bien Vickie dans un manteau pour bébé puis dans une couverture de lainage. Dominique lui met de toutes petites lunettes de soleil roses qu'il a achetées pour lui protéger les yeux de la lumière vive. Je trouve cela bien drôle de la voir ainsi; elle a l'air d'une petite star. Nous sommes le 20 mars 1993, c'est l'anniversaire de ma mère et le premier jour du printemps.

Ma mère attendait notre arrivée avec impatience. « Quel cadeau pour ma fête ! » me dit-elle. Elle prend sa petite-fille, l'embrasse puis la berce doucement. Un peu plus tard, nous allons en haut la présenter à mon père, qui est bien heureux de la voir. J'installe Vickie soigneusement dans ses bras et Dominique prend une photo. Comme elle a l'air petite près de son grand-papa ! C'est bientôt le temps de l'allaiter alors nous partons peu après pour la maison.

Ça fait du bien de se retrouver enfin chez soi et de dorloter notre enfant chéri. Je l'allaite aux trois à quatre heures puis Dominique prend la relève en lui faisant faire son rot car il tient à faire sa part. Chaque fois que Vickie se réveille dans la nuit, il se lève et l'amène dans notre lit afin que je l'allaite. Je suis comblée ! Nous nous rendormons tous ensemble par la suite.

Le 28 mars, nous décidons d'aller à Joliette, région natale de Dominique, pour visiter la belle-famille. Les grands-parents paternels sont heureux de voir leur première petite-fille qu'ils trouvent bien mignonne, leurs cinq autres petits-enfants étant tous des garçons. Nous allons ensuite souper au restaurant, où d'autres membres de la famille viennent nous rejoindre. Nous repartons peu après le repas car nous avons plus de deux heures de route à faire et ma coupure devient plus sensible. Vickie dort durant tout le voyage, heureusement !

Les semaines passent et nous nous adaptons à notre nouvelle vie. Nous donnons plusieurs sobriquets à notre petite poupée d'amour. Je l'appelle Cocotte et ma Petite Choucroute. Quant à Dominique, c'est Poupoune, La Puce ou encore Poune. Lorsque je change sa couche sur la table à langer, elle regarde toujours une petite poupée en souriant et elle gazouille. Son père s'imagine que c'est parce que la poupée me ressemble avec ses cheveux bruns frisés et courts.

Vickie est de plus en plus vigoureuse et affamée et lorsque je l'allaite, Ti-Mousse veut souvent se faire prendre par Dominique. Nous n'observons pas de changement négatif dans son comportement depuis la venue du bébé, mais il a une réaction de surprise quand il l'entend pleurer.

Depuis maintenant trois semaines, Vickie pleure souvent le jour et la nuit et nous pensons que c'est à cause des coliques. Nous la soignons du mieux que nous pouvons et comme la fatigue se fait sentir, nous prenons soin de notre fille à tour de rôle. Heureusement que tout finit par rentrer dans l'ordre, même si elle ne fait pas encore ses nuits.

Son habitude est de s'endormir tard le soir et de toujours se réveiller vers trois heures trente puis vers six heures trente du matin. Nos nuits sont donc encore bien mouvementées et nous rêvons du jour où nous dormirons une nuit entière sans interruption.

J'apprends par l'infirmière du CLSC que le développement de Vickie est normal après qu'elle l'eut pesée et mesurée. Je suis rassurée, car je me demandais si mon lait était assez riche pour la rassasier; parfois, elle veut boire aux deux heures.

Notre fille reçoit son premier vaccin le 18 mai et je voudrais bien le recevoir à sa place. Comme c'est dur pour une maman ! Elle est d'abord surprise par la piqûre, puis se met à pleurer à chaudes larmes. Je ferais de même si je ne me retenais pas tellement ça me fait mal au cœur. Des effets secondaires font leur apparition en soirée et cela nous inquiète passablement, alors nous surveillons la Poune de près. Sa peau devient laiteuse et jaune tirant sur le vert,

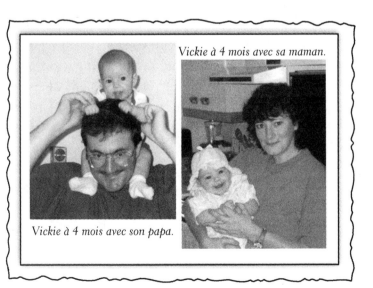

Vickie à 4 mois avec sa maman.

Vickie à 4 mois avec son papa.

mais sa température est normale. Après quelques heures, son teint redevient rosé et nous en sommes bien soulagés. Le lendemain, notre fille est plus geignarde qu'à l'habitude et nous mettons la faute sur le vaccin. Je n'ai vraiment pas hâte au vaccin qu'elle aura à quatre mois.

Le 30 mai est un grand jour, car c'est le baptême de notre charmante fille qui a l'air d'un ange dans sa robe blanche brodée de dentelle. Entre autres invités, il y a ses futurs marraine et parrain, soit sa tante Claudette, sœur de Dominique et Richard, son mari, ainsi que sa grand-maman Brunet. La cérémonie débute et le prêtre Gaston baptise notre enfant : Marie, Claudie, Vickie Morin. J'ai choisi le prénom de Claudie pour deux raisons. D'abord c'est un diminutif de Claudette, le prénom de sa marraine, ensuite en hommage à Claude, mon jeune frère, qui est décédé dans un accident de voiture en septembre 1988.

La Poune grimace lorsque le prêtre verse l'eau sur sa tête, ce qui fait sourire les témoins de la scène. Après les signatures d'usage, nous prenons différentes photographies en souvenir de ce jour. Ma mère m'affirme que Vickie sera doublement protégée car elle a reçu l'Esprit saint à deux reprises. D'abord lors du baptême proprement dit et la deuxième fois parce qu'aujourd'hui c'est également le jour de la Pentecôte. Je lui réponds alors avec conviction que ce sera un plus pour notre enfant. Dominique et moi sommes croyants mais nous n'allons à la messe qu'en de rares occasions. Toutefois, par ce baptême, nous savons que Vickie fait maintenant officiellement partie de la grande famille de Jésus et nous en sommes bien fiers.

Nous invitons ensuite les gens à venir dîner à la maison. Dominique, à qui ses expériences en cuisine et en pâtisserie ont bien servi, a concocté le repas tandis que je l'assistais à la tâche en préparant des légumes et quelques hors-d'œuvre. En plus de l'excellent repas, il a confectionné un gâteau de baptême en forme de petit lit d'enfant, ainsi qu'une succulente mousse à l'érable. Nous nous sommes tous bien régalés. La petite fête fut sobre mais agréable et la dizaine de convives repartirent heureux en fin d'après-midi. Dans le livre de bébé reçu en cadeau de baptême, grand-maman Brunet a écrit une petite histoire sur les fossettes car Vickie en a deux, la gauche étant plus apparente que l'autre lorsqu'elle sourit. Ma mère avait appris cette comptine alors qu'elle était en première année, en 1940, et elle s'en souvient encore. Voici :

Les fossettes

Il y a longtemps, très longtemps, un bel ange vit un enfant qui dormait vêtu de blanc et de rose sous un rosier rouge de roses. Cette enfant était si jolie que l'ange, émerveillé, se dit : « Serait-ce une de mes petites sœurs qui s'est égarée sur la terre ? » L'ange s'approcha doucement pour ne pas réveiller l'enfant et la toucha aux deux coins de sa fraîche bouche. Et c'est depuis cette historiette que les enfants ont des fossettes.

Jules Lemaître

Déjà trois mois se sont écoulés depuis la venue de la cigogne. Vickie est de plus en plus consciente de son environnement. Par exemple, elle fixe le chien quand il est à sa portée et le suit des yeux. Un jour, elle s'est esclaffée de rire quand Ti-Mousse a éternué et nous avons bien ri à notre tour en l'entendant rire ainsi. Comme c'est bon d'entendre rire un enfant ! Quelle béatitude ! Papa Dominique s'amuse avec sa fille ; il attache des cordes à sa marchette et la promène dans la maison en tirant comme s'il s'agissait d'une voiturette. La Poune ne s'en lasse pas et en retire bien du plaisir. Il n'y a aucun danger pour elle dans sa marchette, car nous n'avons pas d'escalier dans la maison. Elle ne parvient pas encore à avancer, mais elle aime être en position debout; elle tient alors ses petites jambes raides et réussit à se lever de son siège. Cela lui donne une autre perspective et ça lui permet de regarder partout.

Elle commence à manger des céréales. La première fois, elle nous a fait une belle grosse grimace puis a tout recraché. « Mais qu'est-ce que c'est que ce lait si épais ? » semblait-elle se demander. Puis, peu à peu, elle y prit goût.

Dominique, qui aime me taquiner, dit souvent à sa fille quand elle pleure pour boire : « Regarde, c'est ta pinte de lait qui s'en vient » en parlant de moi, bien entendu. Les trois premiers mois d'allaitement furent douloureux et pénibles, mais j'ai persisté à la nourrir parce que c'est très bon pour elle et que j'aime énormément la proximité et la complicité que cela crée entre nous deux. Maintenant la douleur a complètement disparu et j'ai du lait en abondance. Je contrôle mes mastites simplement en faisant gicler le trop-plein dans le lavabo.

L'été est là et le 21 juillet, c'est le moment du deuxième vaccin qui a lieu lors d'une visite chez le médecin. Pendant que celle-ci l'examine, je lui mentionne que depuis peu Vickie a louché des yeux à quelques reprises. Elle me répond que c'est normal pour les bébés de faire du strabisme. Je lui répète qu'auparavant ça ne lui était jamais arrivé, mais elle me dit que c'est normal et ne prend pas le temps d'examiner ses yeux. Elle lui donne ensuite le vaccin.

Environ cinq heures après l'injection, Vickie vomit beaucoup, elle devient livide et les plis dans son visage sont bleutés. Elle ressemble à une poupée faite d'argile et cela nous inquiète. Je téléphone à une infirmière du CLSC qui m'explique que ces réactions ne sont pas dangereuses et me suggère de lui donner du Tempra car elle fait également un peu de fièvre. Le lendemain, la couleur de sa peau est redevenue normale mais elle fait encore de la fièvre, alors je continue à lui donner de l'analgésique. Heureusement que tout rentre dans l'ordre en fin de journée.

Lorsque nous marchons dehors sur le terrain, Dominique prend souvent Vickie sur ses épaules car elle n'aime pas beaucoup les promenades en carrosse. Elle s'agrippe si fort à ses cheveux qu'elle en a plein les mains quand il la redescend. Nous profitons des beaux jours avec notre petit rayon de soleil que nous aimons tellement. Elle nous réchauffe le cœur par sa seule présence.

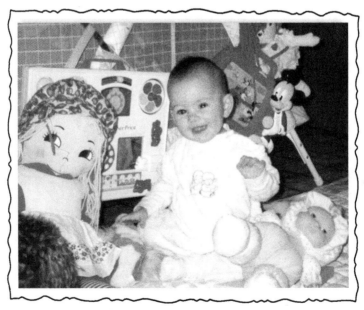

Vickie à neuf mois, une vraie petite poupée.

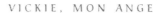
Quand je la regarde dormir, j'en ai les larmes aux yeux; il y a une telle pureté chez les enfants... Mais c'est un ange ! Le soir, en priant, je me surprends à dire à Jésus que s'Il veut Vickie pour petite sœur sur la terre, je serais consentante. S'Il avait une mission particulière pour elle, je l'accepterais. Le monde est parfois si malade que je voudrais que notre fille soit épargnée de cette misère; j'ai déjà l'âme inquiète juste à y penser. Mais j'imagine aussi qu'être religieuse n'est certainement pas sans aléas. Lorsque je confie cela à Dominique, il me répond que lui, il aimerait bien être grand-père un jour. Je le comprends et lui dis que de toute façon ce sera à notre fille de décider de son avenir. Ce temps est encore loin, heureusement, et nous profitons chaque jour de ces moments bénis à aimer et dorloter notre petite princesse d'amour.

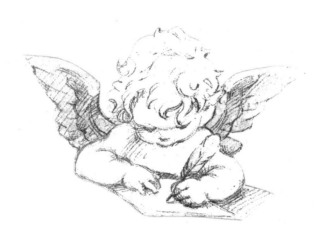

Comme un œil de chat

Un œil pur et un regard fixe voient toutes choses devant eux devenir transparentes.

Paul Claudel

Chaque matin, Dominique, qui est un lève-tôt, va chercher Vickie quand elle se réveille. Il ne travaille pas depuis plusieurs mois à la suite de l'abolition de son poste de pâtissier. Comme le patron n'a encore rien à lui offrir en remplacement, il s'occupe à la maison à tous ces petits travaux que l'on remet toujours à plus tard faute de temps. Il a également fait un potager au début de l'été afin de cultiver de bons légumes frais et sans engrais chimique pour les purées de notre fille.

Un matin à la fin de juillet, Dominique prétend que Vickie a un œil de chat. Quelle idée, un œil de chat ! Il m'explique que l'un de ses yeux a un reflet comme celui des chats à la lumière et m'incite à vérifier. Je regarde mais je ne vois rien d'anormal. Je pense que le papa, qui est un être très minutieux, se fait des idées et parfois un peu trop à mon goût. Voyant mon attitude insouciante, il n'en fait plus de cas et me raconte que pendant leur petite promenade matinale, en allant voir les légumes du jardin, Vickie a fait le bouffon. Elle a imité un bruit avec sa bouche et voyant rire son père, elle a recommencé de plus belle.

La Poune s'amuse à nous faire rire; elle est adorable. Elle est âgée de quatre mois et demi à présent et je pense avec amertume que je devrai bientôt commencer à la sevrer, car le début de l'automne annoncera mon retour au travail. Le matin, plutôt que de crier pour nous faire comprendre qu'elle est réveillée, elle joue avec un jeu éducatif accroché à son lit. Ce sont maintenant les tintements de cloches de son jouet qui nous apprennent le réveil de notre petite chatte. Elle réussit maintenant à avancer avec sa marchette et ses nouvelles balades lui font découvrir des avenues tout aussi intéressantes les unes que les autres.

Le 6 août 1993 est le début d'un cauchemar sans fin. La vie paisible que nous menions sera transformée à jamais en inquiétude et en souffrance. En prenant ma fille dans mes bras, ce matin-là, je remarque que la pupille de son œil gauche est complètement dilatée et que l'œil est plus gros que l'autre. Je sens monter en moi une appréhension qui ne dit rien de bon. J'appelle aussitôt Dominique, qui se rend également compte de l'anormalité de l'œil. Je contacte le bureau du médecin à Saint-Jovite et j'explique à la secrétaire l'urgence d'un rendez-vous. Elle me fait part que notre médecin est en vacances, mais qu'un autre nous recevra dans l'après-midi. Dès que la femme médecin voit Vickie, elle perçoit un problème avec son œil. Après l'avoir examinée brièvement, elle constate la gravité et nous réfère immédiatement à un ophtalmologiste qui fait des consultations ce même jour dans l'immeuble. Nous sommes quelque peu soulagés de la rapidité d'intervention. Le spécialiste nous informe d'un diagnostic épouvantable sans le moindre ménagement. « Il y a une grosse tumeur dans son œil et elle devra être opérée le plus rapidement possible. L'énucléation est l'unique solution de traitement. De toute façon, elle est aveugle de cet œil car la rétine est décollée et il ne lui servira plus. » Comme si nous n'en avions pas assez comme ça, il nous dit qu'enlever un œil n'est pas une opération complexe et que notre fille s'en accommodera facilement étant donné son jeune âge. Je suis sous le choc : j'ai de la difficulté à croire à cette affirmation. Et s'il faisait une erreur ? Étant donné que nous sommes un vendredi, il nous incite à nous rendre à l'urgence de l'Hôpital Sainte-Justine à Montréal à la première heure le lundi matin. Nous sortons du bureau estomaqués par cette horrible nouvelle et sur le chemin du retour, nous tentons de nous calmer en pensant qu'il peut très bien s'être trompé. Mais j'ai bien vu que le spécialiste semblait tout à fait convaincu de son diagnostic. Nous pleurons chacun à tour de rôle le reste de la journée; nous avons tellement peur que notre fille perde son œil...

Afin de ne pas trop nous morfondre pendant le weekend, nous passons les deux jours à deux occupations principales. Dominique loue une caméra pour la journée du samedi. Il filme donc Vickie du matin au soir dans les différentes activités de la journée. Du lever au coucher, en passant par la visite chez les grands-parents Brunet, à la promenade quotidienne pour goûter à l'air frais de la campagne. Nous intitulons la cassette : « Une journée dans la vie de notre petite star. » Nous aurons par le fait même une image animée de Vickie avec ses deux yeux au cas où... Et plus tard, si le cauchemar s'avérait réel, ce serait pour elle un souvenir unique mais certainement nostalgique.

Pour la journée de dimanche, nous allons à Joliette afin que les grands-parents Morin et ses parrain et marraine puissent la voir eux aussi avant la tragédie possiblement annoncée.

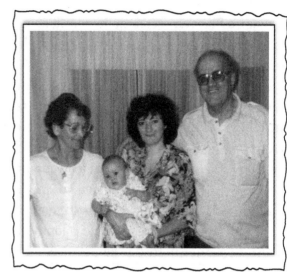

*Vickie
avec ses
grands-parents
Morin
avant
son opération
à l'œil.*

Le lundi matin nous partons très tôt, car nous voulons éviter le trafic matinal du grand Montréal. J'allaite Vickie puis je l'habille pendant que Dominique, quelque peu stressé car il ne connaît pas cette ville, s'affaire à placer les bagages dans la voiture. Il est quatre heures et demi du matin quand nous partons pour le voyage d'environ deux heures de route. Rendus en banlieue de la ville, j'indique à Dominique au moyen d'une carte routière le meilleur chemin à prendre pour aller à l'hôpital. Par chance notre fille dort dans son siège durant tout le trajet. Nous arrivons finalement à destination tendus mais soulagés que tout se soit bien passé.

Nous rencontrons rapidement un médecin à l'urgence et celui-ci nous envoie en ophtalmologie, où la Poune sera à nouveau examinée. Les nouvelles ne sont guère mieux qu'à Saint-Jovite. Elle a vraiment une tumeur dans l'œil gauche et nous saurons si l'autre œil est également atteint quand l'ophtalmologiste procédera à l'énucléation et examinera son œil droit sous anesthésie générale. La maladie porte le nom de rétinoblastome; c'est un cancer au niveau des yeux. On nous explique que si un seul œil est atteint, tout devrait rentrer dans l'ordre par la suite. Par contre, si les deux yeux sont affectés, il y a de gros risques qu'un autre cancer se déclare à la puberté au niveau des os longs. Mon Dieu, faites que son œil droit soit indemne !

Notre fille est aussitôt hospitalisée et une batterie de tests sera effectuée, dont une ponction lombaire et une ponction osseuse. Quel cauchemar ! Dominique demande que Vickie soit gelée ou légèrement endormie pendant ces examens, mais on lui répond que pour un enfant de cet âge, ces examens sont toujours effectués à froid et que de toute façon elle ne s'en souviendra plus quand elle sera plus vieille. Quelle réponse ! Dominique insiste mais il n'y a rien à faire pour les persuader; ils ne font qu'à leur tête. Pauvre trésor !

Un seul parent a le droit d'accompagner l'enfant lors des examens, alors c'est toujours moi qui emmène Vickie car je ne veux pas être séparée d'elle. Dominique comprend que pour la Poune c'est certainement très apaisant d'être près de sa maman et que pour moi c'est primordial. Même si c'est difficile de voir mon enfant passer des tests, je tiens à être présente pour la réconforter.

Toutefois, lorsque vient le moment des ponctions, je ne me sens pas capable d'y assister, alors je demande à Dominique de prendre la relève auprès de notre fille. Je ne pourrais la voir subir une telle atrocité sans m'effondrer. J'attends donc dans le corridor, assise tout près de la porte, crispée en calculant le temps qui passe. Quelques trente minutes plus tard, je vois sortir Dominique, blême comme un cadavre. Sans dire un mot, il me donne Vickie, qui semble abasourdie elle aussi. Je la vois prendre une grande respiration et se réfugier dans mes bras. Je comprends alors que ce fut très pénible et j'en ai le cœur serré. Plus tard il m'explique comment se sont passés les examens et la réaction de notre fille aux douleurs atroces. Je me retiens difficilement de pleurer quand il me décrit les scènes d'horreur.

Ils ont commencé par la ponction lombaire, qui consiste à insérer une grande aiguille entre deux vertèbres pour aller recueillir du liquide céphalo-rachidien. Ils sont trois personnes à tenir Vickie pliée en deux pendant que Dominique lui parle pour tenter de la calmer. Elle lâche un cri effroyable quand l'aiguille pénètre dans son dos. Lorsque c'est terminé, Dominique veut lui donner sa suce pour l'apaiser, mais elle ne la veut pas. Notre fille ne pleure plus et n'a plus de réaction; elle est engourdie par le mal. Le personnel demande ensuite à Dominique de sortir mais il refuse car il veut les avoir à l'œil. Il est si choqué de voir la Poune tant souffrir qu'il se retient pour ne pas frapper le médecin. Comme si elle n'en avait pas eu assez, ils lui font la ponction osseuse pour le prélèvement de moelle osseuse. Une autre aiguille est introduite dans une fesse et le médecin tourne sa main en appuyant fort pour passer à travers l'os. Vickie est dans un état de grande torpeur, elle ne réagit plus au mal et ne pleure pas. Quelle cruauté !

Dominique m'affirme les larmes aux yeux que c'est la dernière fois qu'ils lui font une ponction sans anesthésie et je suis parfaitement d'accord avec lui. Merci mon Dieu de m'avoir épargné cette dure épreuve; je n'en suis pas consolée pour autant, car je ressens un mal incroyable en pensant à la souffrance que tous les deux ont vécue.

La première semaine est passée et on nous donne congé d'hôpital pour le week-end. Ça fait du bien de se retrouver ensemble à la maison, comme avant, et de dormir dans notre lit. Si tout cela pouvait n'être qu'un affreux cauchemar. Mais non ! Je pense à notre première nuit à l'hôpital et au règlement disant qu'un seul parent a le droit de dormir dans la chambre de l'enfant. Nous avons fait fi de cette consigne car Dominique n'avait nul endroit où passer la nuit. Nous avions alors réussi à dormir un peu sur la banquette qui fait office de lit simple mais lorsque l'infirmière de jour est arrivée dans la chambre et nous a aperçus, elle nous a fait un sermon à n'en plus finir. Si elle avait pu nous donner une amende, elle l'aurait fait tellement elle était fâchée. Mais quelle histoire ! Les jours suivants, Dominique est allé dormir dehors dans notre petite voiture garée dans le stationnement de l'hôpital. Lorsqu'il en est sorti le premier matin, quelle ne fut pas sa surprise de constater que d'autres pères s'étiraient près de leur véhicule après y avoir passé la nuit eux aussi. Heureusement qu'ils pouvaient tout de même bénéficier des douches mises à la disposition des parents au septième étage...

Nous devons partir encore tôt pour Montréal le lundi matin et le trajet se passe relativement bien malgré le trafic toujours présent en matinée. Rendus à la chambre, nous passons la journée à attendre, alors nous emmenons Vickie s'amuser dans la salle de jeux du département quand elle est réveillée. Les infirmières prennent ses signes vitaux aux quatre heures en nous disant de patienter quand nous leur demandons s'il y a d'autres examens à passer. Elles ne semblent pas le savoir elles-mêmes. Le lendemain le même scénario se répète et l'attente est interminable. Nous sommes inquiets car l'ophtalmologiste nous avait mentionné que c'était urgent de l'opérer sinon le cancer pouvait se propager jusque dans le nerf optique et monter au cerveau.

Mercredi arrive et comme rien ne se passe encore en matinée, Dominique se rend au poste des infirmières et demande des explications à l'infirmière en chef. Celle-ci lui répond que le dossier de notre fille a été perdu et qu'elle s'affaire présentement à le refaire en se procurant le résultat des tests qu'elle a passés dans les différents départements. Dominique est en furie et lui somme de régler cela au plus vite. Le délai peut être dangereux pour Vickie et nous en avons assez de poireauter.

L'opération a finalement lieu le lendemain matin, à notre grand soulagement. Un membre du personnel soignant vient chercher notre enfant en la prenant dans ses bras pour l'emmener au bloc opératoire, mais Vickie pleure et me jette un regard suppliant pour que je la prenne. J'ai le cœur à l'envers et les larmes aux yeux, sachant que je ne peux la consoler ni lui éviter cette intervention chirurgicale. On nous dirige ensuite vers la salle d'attente, où je remarque d'autres parents aussi bouleversés que nous. Certains pleurent silencieusement, d'autres sont stoïques mais j'imagine leur désarroi et nous n'en menons pas large non plus. L'attente est longue et je lis quelques revues pour chasser mon inquiétude pendant que Dominique se tient les yeux fermés probablement pour se calmer, car il est très nerveux. Deux bruits particuliers brisent le silence de temps à autre dans la salle. D'abord nous entendons la porte s'ouvrir et un médecin va informer les parents de l'état de leur enfant qu'il vient d'opérer. L'autre bruit est une voix annonçant le nom d'un enfant qui vient de quitter la salle de réveil pour retourner à sa chambre.

Un médecin arrive finalement à nous et nous avise que l'opération, qui a duré plus de trois heures, s'est bien déroulée et que le cancer ne s'est pas propagé jusqu'au nerf optique.

Toutefois l'examen approfondi dans l'œil sain a révélé de petites tumeurs cancéreuses tapissant la rétine. Elle nous explique qu'elle les a traitées par la technique de la cryothérapie, qui consiste à brûler les tumeurs par le froid, et que cela a nécessité trois points de suture dans son œil. Nous sommes consternés par cette mauvaise nouvelle qui suspend ainsi une épée de Damoclès au-dessus de la tête de notre fillette. Je suis atterrée, découragée et je pense en moi-même : « Mais mon Dieu, quand ce cauchemar cessera-t-il donc ? »

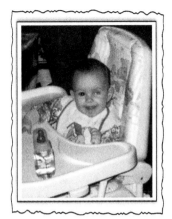

Vickie après son opération et avant d'avoir sa prothèse oculaire.

L'ophtalmologiste nous explique que Vickie ne verra plus qu'en deux dimensions à présent et que son champ visuel sera évidemment réduit. En conséquence, elle aura certaines difficultés avec la vue en profondeur et les distances et son acuité visuelle sera diminuée de vingt à trente pour cent du côté gauche. Nous lui posons mille questions concernant de futurs problèmes qui pourraient survenir, allant de son développement général au droit de conduire une voiture avec un seul œil.

L'infirmière donne de l'analgésique à Vickie pour chasser la douleur, car elle pleure depuis qu'elle est revenue à sa chambre. Comme ça ne semble pas la soulager, Dominique demande qu'on lui donne quelque chose de plus fort. La Poune reçoit donc de la codéine et il s'ensuit une réaction au médicament : un œdème apparaît au point d'injection, et il est plus grand qu'une pièce de vingt-cinq cents, de couleur rose foncé. L'allergie à la codéine est diagnostiquée, alors seul le Tempra lui sera prescrit par la suite. Vickie vomit à plusieurs reprises en soirée à cause de l'anesthésie mais le lendemain tout rentre dans l'ordre. Elle est joyeuse et recommence à s'amuser avec les jouets de la salle de jeux et le bandage sur son œil gauche ne l'incommode pas trop, car elle n'essaie pas d'y toucher.

L'ophtalmologiste nous rencontre en après-midi et nous informe que notre fille devra être examinée tous les mois et cela toujours sous anesthésie générale, car elle ne tolérerait pas la forte lumière durant l'examen. Nous nous soumettons à ses recommandations car il y a encore des risques que d'autres tumeurs apparaissent dans son œil droit. Puis, lorsque la cavité de son œil gauche sera guérie, elle portera une prothèse oculaire qui, selon elle, ne paraîtra même pas tellement c'est bien conçu de nos jours.

Un peu plus tard, nous recevons le congé de l'hôpital mais avant de quitter, nous devons rencontrer un généticien à son bureau. Il nous questionne longuement sur nos antécédents et nos familles respectives, car le rétinoblastome est généralement une maladie génétique. Dominique se souvient alors qu'une de ses cousines a perdu un œil étant jeune. Il doit donc se renseigner là-dessus et lui revenir avec des informations à notre retour à Sainte-Justine. Nous retournons enfin à la maison en espérant qu'à l'avenir le mot cancer ne fera plus partie de nos conversations.

J'ai de la difficulté à accepter le malheur qui arrive à notre petite chatte et ma grande crainte est que Vickie perde son autre œil et devienne aveugle. Ça, je ne le prendrais jamais !

Je fais peu à peu le deuil de l'œil de ma fille et je note dans son journal : « De toute façon, elle a une jolie frimousse, un beau sourire et elle sera toujours belle notre fille. Et intelligente avec ça. Que demander de plus ? » La routine s'installe à la maison et Vickie est de plus en plus enjouée. Elle rit, crie, nous imite et se promène allègrement avec sa marchette en découvrant tous les recoins de la maison. Elle s'amuse à déchirer des feuilles de catalogue une à une et essaie même d'en manger. Son œil au beurre noir a disparu mais pas toutes les séquelles de son traumatisme car depuis son séjour à l'hôpital, elle se réveille très souvent la nuit.

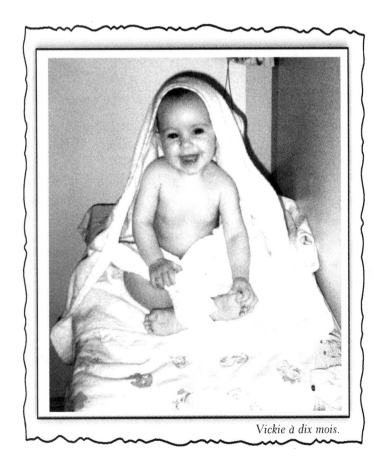

Vickie à dix mois.

Les mystérieuses croix

Après deux mille ans d'histoire, le défi, pour nous chrétiens et chrétiennes, c'est toujours de laisser de l'espace à l'Esprit, de le laisser nous surprendre par ses actions imprévisibles.

Jean-Claude Breton,
Revue Notre-Dame, déc. 1999.

C'est déjà le 24 septembre et j'ai l'impression de revivre le même scénario qu'il y a un mois. Nous attendons impatiemment que l'examen sous anesthésie s'achève afin de connaître les résultats. Je bois un café et mange un muffin dans la salle d'attente car je suis à jeun depuis l'aube et je sais que je pourrais avoir un mal de tête si je ne mange rien. Dominique reste à jeun car il veut manger en même temps que sa fille. Heureusement que j'ai continué à allaiter Vickie; ainsi, elle avait le droit de boire du lait maternel jusqu'à trois heures avant l'examen. Sa faim fut donc calmée en matinée et elle ne s'est pas trop aperçu de son abstinence d'un peu plus de trois heures.

La porte s'ouvre et je ne lis rien de réjouissant dans les yeux de l'ophtalmologiste qui s'approche de nous. Elle nous informe que d'autres petites tumeurs sont apparues et qu'elle veut référer notre enfant à un spécialiste de la rétine qui viendra dans deux jours à l'hôpital, soit le vendredi, afin d'avoir son expertise. Quelle misère ! Malgré notre abattement nous n'avons pas le choix de revenir et de faire subir à notre fille une autre anesthésie. Pauvre petit cœur !

Ce jour-là, le spécialiste décèle deux débuts de tumeur et les traite encore une fois par cryothérapie. Il nous dit que le prochain examen sera dans un mois. L'intérieur de l'œil de Vickie est rouge car des veines maculent le blanc de son œil, mais cela devrait s'estomper avec le temps. Nous devons lui mettre des gouttes pendant environ une semaine pour éviter l'infection comme la dernière fois. La Poune appréhende ces moments car lors de l'application, elle ressent une sensation de brûlure dans son œil. Que de souffrances pour une si jeune enfant !

Nous retournons rencontrer le généticien pour l'informer des résultats de nos recherches dans la famille de Dominique. Sa cousine a effectivement été atteinte de rétinoblastome unilatéral, soit dans un seul œil. Aujourd'hui, malgré le port d'une prothèse oculaire, elle vit normalement, a des enfants et le cancer n'a plus jamais réapparu. Cela vient confirmer au généticien que notre fille a développé la maladie à cause de ses gènes. Il nous explique alors que Dominique est le porteur du gène et que moi j'ai « allumé » le contact un peu comme on ouvre un interrupteur.

Dominique a également appris de sa mère qu'un de ses oncles est décédé très jeune après une maladie des yeux qui l'avait rendu aveugle. Probablement un autre cas de rétinoblastome.

La Poune a sept mois aujourd'hui et je viens de m'apercevoir qu'elle a une dent qui commence à percer. Voilà d'autres désagréments qui débutent pour elle mais ceux-là sont normaux et peuvent être soulagés par un analgésique ordinaire. Une autre nouveauté : elle prononce le mot « attend » depuis quelques jours; il s'agit de son premier mot. Elle s'amuse à le répéter trois à quatre fois de suite en souriant. Quel bonheur ce sera pour moi lorsque j'entendrai « maman » pour la première fois ! Je réalise que je suis bel et bien une mère maintenant et j'adore cela. Je me sens magnifiquement bien dans ce rôle qui me fait découvrir un amour hors du commun, voire extraordinaire. Poupoune est active et fouineuse : tout l'attire. Elle roule en marchette, telle une vraie pro, à la découverte de tout ce qui dépasse comme les fils, les poignées et les oreilles de chien. C'est une petite touche-à-tout.

Le mois a passé si vite que nous voilà à nouveau en salle d'attente à se croiser les doigts et à prier afin qu'il n'y ait pas de nouvelle tumeur. C'est avec un grand soulagement que nous apprenons que cette fois-ci rien d'anormal n'a été trouvé dans son œil. L'ophtalmologiste veut revoir notre fille dans deux mois et nous donne une ordonnance pour la fabrication de la prothèse oculaire chez un oculariste certifié à Montréal. La bonne nouvelle nous permet de relâcher cette inquiétude qui nous rongeait depuis près de trois mois; nous pouvons enfin apercevoir une lueur au bout du tunnel.

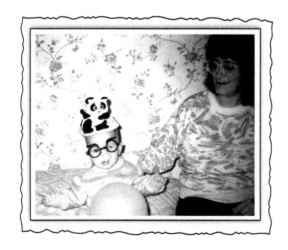

Son premier Halloween, octobre 1993.

Pour son premier Halloween, Dominique emmène la Poune dans notre chambre et la déguise à mon insu. Quand je l'aperçois j'en ai le cœur retourné, car il lui a mis un chapeau de fête d'enfant sur la tête et un gros nez rose rattaché à des lunettes en plastique noir. Du côté gauche de celles-ci, je ne vois qu'un trou rosé au lieu d'un œil. Il me vient aussitôt à l'esprit : « Oui, ça te fait tout un déguisement avec un seul œil. » Dominique a fait cela pour rire et je souris malgré tout en la voyant, mais je n'ai pu m'empêcher de ressentir un pincement au cœur car son handicap m'est apparu en pleine figure.

En ce début de novembre, Dominique me fait remarquer une drôle d'attitude de Vickie qui est dans la cuisine. Elle est debout dans sa marchette et regarde vers le plafond en souriant. Nous la voyons gazouiller et regarder intensément vers le haut. Dominique s'avance et se rend compte que notre fille fixe du regard un crucifix accroché à une poutre séparant deux pièces de la maison. Il la prend alors dans ses bras en lui disant que c'est le petit Jésus et elle tend la main pour le toucher, toujours en souriant. Nous trouvons son comportement bizarre mais nous n'en faisons pas de cas. Dominique la dépose dans sa marchette et notre petite demoiselle repart heureuse et pimpante.

Le 5 novembre nous revenons d'une visite chez ma mère en soirée et Vickie, qui est fatiguée, pleure durant le trajet nous ramenant à la maison. J'entre la première et allume la lumière de la cuisine pendant que Dominique me suit en portant Poupoune dans ses bras. Aussitôt entrée, elle cesse de pleurer et lâche un cri de joie, puis fait un large sourire en regardant la croix. Dominique s'en approche et tout à coup, Vickie devient sérieuse. Elle observe la croix avec grande attention pendant plusieurs secondes puis détourne les yeux pour nous voir et nous fait un beau grand sourire. Elle continue ensuite à contempler le crucifix silencieusement et Dominique me souffle : « Regarde, on dirait qu'elle est en extase. » Je décide de la prendre à mon tour dans mes bras et pendant que j'approche plus près, Vickie se met à crier et à rire très fort. Dominique lui répète que c'est le petit Jésus. Elle redevient sérieuse puis alterne son regard du crucifix à nous à plusieurs reprises. Quel n'est pas notre étonnement lorsque nous la voyons lever sa petite main droite et envoyer la main, comme pour saluer, en souriant ! Ensuite, elle cesse de regarder la croix. Dominique et moi sommes ébahis devant le phénomène qui vient de se produire. Il faudrait être bien sceptique pour ne pas croire qu'il vient de se passer un fait extraordinaire. Je me demande ce que notre fillette a bien pu apercevoir car tout dans son attitude démontrait qu'elle voyait quelque chose et à son âge il n'y a aucune feinte possible. Était-ce Jésus, des anges ? Mystère total pour nous.

Le phénomène continue de se produire régulièrement. Un matin que je l'observe tout en déjeunant, je la vois avancer avec sa marchette dans la cuisine puis se tourner pour ensuite regarder vers le haut. Elle lève alors le bras et envoie la main au crucifix en souriant puis se met à gazouiller comme si elle était en grande conversation avec un être qui m'est malheureusement inaccessible. Je songe aux épreuves difficiles que notre fille a subies et m'imagine qu'elle reçoit à présent un réconfort de là-haut.

Je téléphone à ma mère pour avoir de ses nouvelles et lui parler des étranges manifestations de notre fillette. Je me rends chez elle par la suite et elle me suggère d'amener Vickie dans sa chambre, car il y a un crucifix en bois au-dessus de son lit. Ainsi, nous pourrions observer s'il se produit le même phénomène. Nous jouons donc avec la Poune dans le lit et après peu de temps, celle-ci remarque la croix. Le processus s'enclenche. Grand-maman est témoin des réactions de sa petite-fille et en remercie le bon Dieu.

À chaque visite chez ma mère, Vickie réagit de la même façon lorsque nous allons voir le crucifix dans la chambre. Et un jour que nous sommes chez elle, Carmelle, la sœur de maman, voit également Vickie émerveillée devant la croix de Jésus.

Quelques jours plus tard, je reçois de tante Carmelle une croix crochetée qu'elle a confectionnée pour Vickie. Je profite de ce présent pour faire faire un autre test à ma fille. J'accroche la croix blanche sur un mur de sa chambre à une hauteur d'environ un mètre et demi du sol sans la lui montrer. Sur les murs, il y a des décorations de Mickey Mouse et de plusieurs personnages de Disney, tous aussi colorés les uns que les autres, mais Vickie n'y a jamais vraiment porté attention. Je l'observe pénétrer dans sa chambre et, sans tarder, elle remarque la croix qui a une petite rose dorée en son centre. Le rituel recommence avec ses sourires, ses gazouillis et son attention soutenue; parfois elle paraît hypnotisée. J'aurais envie de le dire à tout le monde tellement c'est extraordinaire mais l'ayant mentionné à quelques personnes, je n'ai trouvé que scepticisme et indifférence, ce qui m'incite maintenant à me taire. J'en déduis que ces contacts ne concernent finalement que ma fille et qu'il vaut peut-être mieux que cela demeure secret. J'essaie de concevoir le motif de ces manifestations en imaginant diverses hypothèses telles que : le bon Dieu a peut-être une mission pour ma fille. Peut-être Lui promet-il maintenant un bel avenir. Peut-être Lui explique-t-il les raisons de ses souffrances et de son handicap. Peut-être... non, je n'y pense même pas. Cela me préoccupe mais lorsque je vois sa bonne humeur devant la croix, je ne peux que penser que cela doit être bon pour elle.

J'ai hâte que Vickie porte sa prothèse oculaire et j'espère qu'elle l'aura pour les Fêtes, car je voudrais que les photos de son premier Noël soient comme celles des autres enfants. J'attends la confirmation de son rendez-vous chez l'oculariste avec impatience. Notre fille a huit mois et nous la voyons se développer de jour en jour; elle veut tout voir et sa curiosité l'amène à chercher d'où provient le moindre bruit. Son petit caractère se forme et quand elle veut quelque chose, elle trouve le moyen de nous le faire savoir en criant et en gesticulant énergiquement. Il y a aussi son petit côté cajoleur qui quémande de l'affection en nous tenant fort avec ses petits bras ou en posant sa tête contre nous. Elle aime la musique rythmée et lorsque j'insère une cassette de musique, elle tape des mains et sautille dans sa marchette. C'est une enfant active, joyeuse et à l'affût de toute nouveauté. Elle est aussi très belle et lorsque je sors avec elle, il y a toujours quelqu'un qui m'affirme qu'elle est jolie et cela me fait chaud au cœur. Une infirmière m'a déjà déclaré qu'elle serait une bonne candidate pour faire des annonces publicitaires à la télévision tellement elle la trouvait mignonne. Et son père, sous le charme, pense qu'il devra surveiller les petits garçons dans l'avenir.

Nous voilà au 23 novembre et c'est enfin le jour de la fabrication de la prothèse. Nous arrivons à neuf heures du matin à Montréal et je sais que ce sera une journée pénible pour la Poune. L'oculariste prend d'abord l'empreinte en insérant une mixture blanche dans la cavité de l'œil. Vickie réagit en bougeant et en pleurant et je dois la tenir solidement afin que cela réussisse du premier coup. Dès que c'est terminé, la Poune retrouve rapidement sa bonne humeur. Nous devons attendre que la forme en plastique soit cuite au four micro-ondes, chose que je trouve étonnante, et ensuite faire l'essayage et les ajustements nécessaires. Nous jouons avec notre fille dans la salle d'attente pour lui faire passer le temps et celle-ci est le point de mire et une distraction pour les autres clients qui attendent également. Je l'allaite, elle fait la sieste et nous la prenons à tour de rôle, son père et moi, quand elle a besoin de changement. Les essayages sont ardus car Vickie n'aime pas se faire introduire la prothèse dans l'orbite alors elle ferme les paupières, ce qui ne facilite pas la tâche. Puis vient le moment de reproduire un iris sur l'œil de plastique au moyen de crayons de bois Prismacolor. Tenant la petite forme ronde dans ses mains, une femme dessine l'iris en se référant à l'œil sain de notre fille afin que les deux soient semblables. Je suis impressionnée de la voir à l'œuvre et constate par son habileté qu'elle n'en est pas à ses premières pièces. Lorsqu'elle juge que l'œil est à point, elle le fait cuire à nouveau au four micro-ondes. Le dernier essayage terminé, l'oculariste nous montre la technique pour enlever et remettre la prothèse dans l'orbite car il faut la laver aux trois mois. J'avoue à Dominique que jamais je ne serai capable de le faire car j'ai trop peur de faire mal à Vickie. Il me rassure en me disant qu'il se sent habile à cette manipulation si je l'assiste.

Nous repartons de la clinique à dix-sept heures et sitôt arrivés à Labelle, nous allons montrer à grand-maman le chef-d'œuvre. Ses yeux sont identiques et rien ne révèle qu'elle porte une prothèse. De revoir la Poune avec deux yeux me donne l'impression que j'ai fait un mauvais rêve et que je retrouve ma fille intacte, mais tout cela n'est qu'une illusion. J'ai encore de la difficulté à l'accepter et peut-être l'accepterai-je le jour où ma fille me dira : « Ça ne fait rien maman, je suis habituée et l'important c'est que je puisse voir. » J'espère que plus tard elle ne se révoltera pas et que sa vie sera la plus normale possible. Dans son livre, j'écris : « De toute façon, elle est belle et intelligente; je remercie le bon Dieu de nous l'avoir prêtée... Nous sommes fiers d'être ses parents et nous l'aimons plus que tout au monde. »

Ça fait plus de deux mois que le phénomène de la croix a débuté et Vickie a encore des contacts, quoique maintenant ils sont plus espacés et ses réactions sont moins prononcées.

Le 10 décembre est la dernière fois où je constate les « visions ». Vickie fait de beaux grands sourires mais ne cherche pas à parler. Elle regarde le crucifix et semble écouter, puis elle détourne les yeux et tout est terminé. La journée suit son cours normal et Dominique et moi nous affairons à décorer la maison et à orner un petit sapin de Noël artificiel sous les regards intéressés de notre fille d'amour.

Trois jours plus tôt, je suis allée rencontrer une gardienne en milieu familial où j'enverrai Vickie, car mon retour au travail est prévu pour le 17 janvier. Or, j'emmène quelquefois la Poune à cette garderie afin qu'elle s'habitue tranquillement à ce nouveau milieu. Elle pleure quand je la quitte mais par la suite, ce n'est pas long qu'elle s'amuse avec les autres enfants. La première journée fut plus éprouvante, car Vickie n'a jamais voulu quitter les bras de Céline, la gardienne. Quant à moi, même si je trouve difficile de la laisser, je sais que c'est bon pour son développement social et puis je n'ai pas vraiment le choix.

Nous fêtons notre premier réveillon de Noël en famille avec un bon souper aux chandelles. Ensuite, au moment du dépouillement, notre fille a les yeux ronds à regarder toutes les couleurs des cadeaux que Dominique a placés autour de l'arbre à son insu. Nous l'aidons à déballer ses cadeaux mais ce qui l'intéresse le plus, c'est de jouer avec les papiers multicolores qu'il y a tout autour d'elle sur le plancher. Elle s'amuse follement à les chiffonner et à les déchirer autant qu'elle le peut. C'est la nuit de Noël et nous regardons la Poune avec une certaine amertume au cœur en pensant à son début de vie qui fut difficile pour elle. Nous espérons que l'année qui vient sera plus clémente pour nous tous mais particulièrement pour notre ange chéri. Je note dans son livre : « Que tous les jours à venir soient remplis de bonheur et que Vickie soit guérie pour toujours. »

Depuis quelques jours, Vickie s'amuse à se tenir en équilibre quelques secondes et dès qu'elle se sent partir d'un côté, elle rattrape mes mains rapidement en riant; c'est un jeu pour elle. Ainsi, le lendemain de Noël, elle fait ses premiers pas chez grand-maman. Elle marche trois fois de suite deux pas au complet entre ma mère et moi. Je n'en reviens pas de voir ce petit bout de femme audacieux tenter de marcher à neuf mois et demi. Maintenant elle veut toujours gambader en me tenant par les mains.

Le 5 janvier je dois annuler le rendez-vous à l'Hôpital Sainte-Justine à cause d'un premier rhume que notre fille a attrapé. Cela m'inquiète car son examen devait se passer avant Noël, mais son médecin s'est brisé un poignet en faisant du ski et par conséquent l'examen sous anesthésie fut reporté. Je crains que d'autres tumeurs apparaissent et aient le temps de se développer. Un autre rendez-vous est fixé pour le 27 janvier.

Je recommence à travailler et Vickie s'adapte bien à son deuxième chez-soi. Son rhume n'est pas encore terminé et elle fait de la fièvre à cause de quatre dents qui apparaissent simultanément. Je dois à nouveau annuler son rendez-vous qui est remis au 9 février.

Alors que je suis au travail, le 4 février, la Poune perd sa prothèse oculaire pendant sa sieste; elle l'a probablement accrochée en dormant sans s'en rendre compte. Je me rends donc chez Céline, anxieuse, à la suite de son appel téléphonique. Je dois bien malgré moi remettre l'œil de plastique dans son orbite, non sans les protestations bien légitimes de ma fille. La manœuvre réussie, je suis à la fois soulagée et plus confiante maintenant. Heureux hasard, quelques jours auparavant, nous sommes allés chez l'oculariste pour un nettoyage de la prothèse. J'en avais alors profité pour bien examiner la procédure.

Avant de repartir, je quémande un bisou à ma fillette, mais elle me répond un « non » clair et net. Je lui en vole un en souriant puis je retourne à ma besogne.

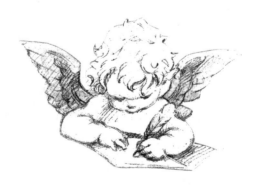

La tourmente des traitements

Vouloir écarter de sa route toute souffrance signifie
se soustraire à une part essentielle de la vie humaine.

Le malheur frappe encore notre fille car il y a récidive d'une tumeur cancéreuse déjà traitée par cryothérapie. La dernière alternative pour sauver son œil est la radiothérapie, qui consiste à traiter toute la rétine par rayons laser. Il y a de fortes chances de guérison mais également de nombreux effets secondaires. Outre une grande fatigue qu'elle ressentira à mesure que les traitements avanceront, il se développera une cataracte d'ici deux à trois ans. Une chirurgie sera alors nécessaire afin de l'extraire et de remplacer le cristallin par un implant. Encore une opération que devra subir notre pauvre petite chatte.

Le deuxième impact redoutable est que l'os de l'orbite gauche sera déminéralisé à certains endroits et cela freinera sa croissance. L'ophtalmologiste nous explique que le visage de Vickie pourrait devenir asymétrique et si cela devenait trop apparent, il faudrait alors recourir à la chirurgie esthétique. La belle affaire ! On m'apprend maintenant que ma fille, si belle, sera défigurée à mesure qu'elle grandira; je n'en crois pas mes oreilles.

Et pour finir la tragédie, le troisième risque est catastrophique car on nous informe que l'os touché par la radiothérapie pourrait devenir cancéreux lui aussi dans l'avenir, car les cancers de type rétinoblastome peuvent entraîner d'autres cancers vers la période de l'adolescence. La colère monte en moi, j'ai les larmes aux yeux et tout ce que je souhaite c'est que cette litanie de mauvaises nouvelles s'arrête. Je n'en peux plus. Ce serait le bouquet s'il fallait que notre fille ait un autre cancer. Je n'accepte pas cette éventualité et pour me faire avaler la pilule, je rationalise le tout en me disant que de toute façon nous ne sommes pas rendus là, et qu'il faut vivre simplement un jour à la fois.

De retour à la maison, je note dans le livre de la petite enfance de Vickie : « Heureusement qu'elle n'a pas conscience de tout ce qui lui arrive et que plus tard la maladie ne sera qu'un mauvais souvenir pour nous, ses parents. » Nous avons tellement mal à cause de cette récidive et Dieu seul sait tout ce que cela va entraîner.

Dominique me confie qu'avant de décider pour la radiothérapie, il faudrait discuter d'une autre possibilité de traitement. « Mais quelle possibilité ? » lui dis-je. Il m'explique que si nous lui faisions enlever son œil droit, la Poune ne courrait plus tous ces risques pour sa santé et pour sa vie. Il n'en est pas question ! Je sais que Dominique veut peser le pour et le contre afin d'être certain que nous prendrons la bonne décision mais, pour moi, il n'y a qu'une solution possible et c'est la radiothérapie car jamais je n'accepterai que ma fille soit aveugle. Après y avoir mûrement réfléchi, Dominique se rallie à moi : il faut sauver l'œil de notre enfant. Je lui dis alors qu'il faut prendre les choses à mesure qu'elles se présentent, tenter d'être positifs malgré tout et se dire que le malheur finira bien par s'arrêter.

De retour à Sainte-Justine, notre fille se fait anesthésier à nouveau pour la confection d'un masque en plastique, dont l'empreinte sera prise directement sur son visage, et d'une momie qui sera moulée selon son petit corps, pour l'empêcher de bouger pendant les traitements et bien atteindre les zones convoitées. Le médecin en profite pour vérifier la progression de la tumeur et découvre qu'elle a grossi et qu'une autre est apparue. Il est donc urgent de commencer au plus tôt la radiothérapie. Celle-ci s'échelonnera sur six semaines à raison d'un traitement par jour et nous aurons congé les weekends. Comme j'aimerais que ce soit déjà terminé car l'inquiétude me ronge. Je me demande comment Vickie réagira à ces traitements; elle est si jeune... Son père et moi nous sentons impuissants face à cette nouvelle épreuve et nous en avons le cœur déchiré. Comme nous prendrions sa place si c'était possible ! Finalement, la Poune doit passer un autre examen de tomodensitométrie avant de retourner à la maison.

Le 4 mars, nous nous rendons à l'Hôpital Notre-Dame pour l'essai du masque, qui a été acheminé dans cet hôpital, et pour le traçage des marques sur celui-ci afin d'indiquer exactement l'endroit où seront dirigés les rayons. Des ajustements sont nécessaires afin que Vickie soit confortable même si le masque est très serré sur son visage. Deux trous ont été percés pour les yeux, un autre pour le nez et un dernier pour la bouche où je passe la suce pour l'arrêter de pleurer. Fillette n'aime pas du tout se sentir ainsi coincée et cela lui fait certainement peur.

C'est maintenant l'essayage de la momie qui la couvre des épaules aux pieds afin qu'elle demeure immobile durant toute la durée des traitements. Je n'aime pas le terme « momie », car ce mot représente la mort. Je préfère le mot « coquille », qui est parfois employé par le personnel, car pour moi c'est un lieu chaud, douillet et sécurisant même si celle dont on parle ne correspond pas à ces qualificatifs.

Notre fille sera donc retenue à la table de traitements au moyen de vis de plastique pour le masque et de bandelettes de tissu pour la coquille. Pauvre petit cœur !

Tout est maintenant ajusté et avant notre départ, une infirmière lui dit : «Tu as très bien fait cela et tu es très jolie », tout en lui remettant une petite souris grise en tissu en guise de consolation. Le cadeau est bien apprécié par la Poune, qui sourit.

Trois jours plus tard, nous partons à nouveau pour Montréal et notre destination est le Manoir Ronald McDonald, situé juste à côté de l'Hôpital Sainte-Justine. C'est là que nous séjournerons pendant les six semaines à venir. Le Manoir est un lieu d'hébergement pour les enfants malades et leurs parents moyennant une légère contribution. Qu'il s'agisse pour les enfants de passer des examens, de subir des traitements ou encore d'être hospitalisés, ce gîte est à la disposition des familles aux prises avec la maladie. Ce service est offert aux familles qui demeurent à plus d'une heure de Montréal.

Les responsables du Manoir, monsieur et madame Ménard, nous accueillent chaleureusement. Monsieur Ménard nous fait visiter les lieux tout en nous expliquant les services offerts sur place et les règlements à respecter. Nous sommes agréablement surpris du confort; c'est comme un grand chez-soi où nous retrouvons tout ce dont nous avons besoin dans la vie courante. En plus des nombreuses chambres situées sur deux étages, il y a une salle de séjour, deux salons, une salle à manger, une grande cuisine, une salle de lavage et une salle de jeux pour le divertissement de nos petits bouts de chou, sans oublier une bibliothèque remplie de livres pour tous les goûts.

Nous pénétrons dans notre chambre située au rez-de-chaussée, qui est semblable à une chambre d'hôtel. On y retrouve une salle de bain complète à notre grande satisfaction. Dominique est soulagé de voir que Vickie et moi serons bien installées et confortables. Monsieur Ménard nous amène par la suite une bassinette que nous installons dans un coin de la pièce. Puis, avant de ranger nos vêtements dans la commode, je vais placer notre nourriture dans une section des armoires de cuisine et dans un des réfrigérateurs. Je prends soin d'identifier les aliments à mon nom comme le veut la règle. Pendant ce temps, le père et la fille explorent les recoins du manoir enchanté.

En après-midi, c'est le premier traitement de radiothérapie et Dominique nous accompagne en taxi car le lundi est jour de congé pour lui. Chaque jour ce taxi spécial viendra nous chercher pour nous amener à l'Hôpital Notre-Dame. C'est un service de transport pour des gens malades qui ont besoin de se rendre dans un hôpital de la grande région de Montréal. Il en coûte un peu moins de la moitié du tarif d'un taxi ordinaire et, de plus, le chauffeur nous attend pour nous ramener. Je remercie le ciel pour cette commodité qui nous a été référée par un membre du personnel de l'Hôpital Sainte-Justine.

« Vickie Morin, salle numéro cinq. » Comme c'est cocasse d'entendre le nom de ma puce de onze mois au microphone; je m'attendais à ce qu'on dise : « Les parents de Vickie Morin... » Je réalise que notre fille, bien qu'elle soit très jeune, a son identité propre et que malheureusement c'est elle la patiente. Dominique l'amène dans ses bras puis l'assoit sur la table, où une infirmière la couche et lui met son masque pendant que j'aide à la tenir. La Poune se débat et pleure mais aussitôt que le masque est installé, je lui donne sa suce et elle cesse de pleurer. L'installation est plus longue que le traitement lui-même. Nous devons sortir de la salle et ça me fait mal au cœur de la laisser toute seule dans ce grand appartement froid; j'ai envie de pleurer à mon tour et Dominique n'en mène pas large lui non plus. Le traitement débute et comme Vickie geint un peu, une infirmière m'incite à lui parler au micro afin qu'elle se sente moins isolée. « Allô, mon cœur ! Maman est juste à côté. Tu verras ça ne sera pas long et je vais venir te chercher. Encore quelques petites minutes et tout sera terminé. N'aie pas peur mon amour ça ne fait pas mal. J'arrive bientôt ma chatte. »

Finalement les deux à trois longues minutes sont passées et une infirmière a ouvert la porte de la salle de traitement en nous incitant à la suivre. Nous ne nous le faisons pas dire deux fois et en un rien de temps nous sommes auprès de Vickie. Le masque enlevé, je vois son visage rouge et en sueur, mais notre bébé est de bonne humeur. Voilà un premier traitement qui est passé; il en reste vingt-neuf.

De retour au Manoir, nous soupons ensemble tous les trois et la veillée est encore jeune lorsque Dominique repart pour Labelle car il travaille très tôt le lendemain. J'emmène alors Vickie s'amuser dans la salle de jeux puis je m'assois dans une chaise berçante près de la porte en savourant un café, tout en ayant un œil sur elle. La Poune découvre avec joie les nombreux jouets tandis que je fais la connaissance de parents, souvent des mamans, qui relaxent et jasent ensemble de leur longue journée passée à l'hôpital. Vers vingt heures, je vais coucher ma fille après l'avoir allaitée une dernière fois. Je ne l'ai pas encore sevrée et n'en ai pas envie; je crois que nous avons toutes les deux besoin de ces doux moments. Je suis la mère d'une petite chatte qui trouve refuge dans la chaleur réconfortante de sa maman. Je suis une mère qui reçoit un amour jadis insoupçonné avant la venue de cet ange de tendresse.

La routine s'installe avec le bain matinal de ma fille et les jeux puis, en après-midi, la balade en voiture qui nous amène à la tourmente des traitements. Dès que Vickie voit le masque, elle se met à pleurer en sachant fort bien ce qui l'attend, mais généralement elle s'endort presque aussitôt que l'infirmière cesse de la toucher. Elle est alors épuisée par toutes les émotions subies.

Le personnel est chaleureux et professionnel, ce qui est réconfortant. Un jour que la Poune est maussade pendant son traitement, l'infirmière m'invite à lui chanter une chanson dans le micro. Comme elle voit que je ne suis pas à l'aise, elle se met à chantonner elle-même une berceuse pour calmer ma fille. J'apprécie son geste car comment pouvais-je chanter lorsque j'avais seulement envie de pleurer ?

Aujourd'hui est un jour spécial, car nous sommes le 15 mars, jour du premier anniversaire de Vickie. Nous recevons de la visite inattendue en matinée au Manoir, soit ma mère accompagnée de tante Clotilde et Fillette est bien gâtée par celles-ci. Puis Dominique nous rejoint après sa journée de travail en apportant des présents destinés à son enfant chérie. Il lui apporte également sa voiturette jaune avec laquelle elle peut se tenir debout à l'arrière et ainsi marcher seule. Apercevant la voiture, je lui annonce fièrement que sa fille n'en a plus besoin pour se déplacer car elle marche maintenant seule depuis quelques jours. Elle en fait d'ailleurs la démonstration après le souper, sous les yeux ébahis de son papa.

En soirée, le père assoit sa fille sur le siège de la petite auto jaune et, l'agrippant solidement, il la pousse à vive allure dans les longs couloirs qui font office de pistes de course. Par sa mimique sérieuse, je vois bien que la Poune est stupéfaite mais la surprise passée, elle y prend goût rapidement et en redemande. Comme les corridors sont recouverts de tapis, le bruit n'est pas assez fort pour déranger les gens dans leur chambre.

Dominique passera la nuit avec nous et on se couchera tôt car il doit repartir à l'aube pour Mont-Tremblant. Je note une prière spéciale dans le livre de Vickie en son jour de fête; je demande sa guérison complète et pour toujours.

Vickie est de plus en plus fatiguée à cause des traitements et une plaque rosée est apparue sur le côté gauche de son visage, là où se situe le champ de sortie des rayons. L'épiderme est brûlé par les radiations mais nous ne devons rien appliquer à cet endroit car cela intensifierait la rougeur. Des sécrétions se forment également sur sa prothèse oculaire, probablement parce qu'elle est portée à frotter ses yeux, mais il n'y a rien d'alarmant à cela. Je nettoie donc régulièrement son œil avec une débarbouillette humide pour la soulager.

Nous retournons enfin à la maison, en ce 12 avril, heureux et soulagés en espérant que le cancer appartienne maintenant au passé. Toutefois les visites à l'hôpital ne sont pas terminées pour autant, car il y aura des suivis en ophtalmologie, en oncologie, en clinique cranio-faciale et en orthodontie à raison d'une fois l'an, sans parler de sa visite annuelle chez l'oculariste.

Nous retrouvons une vie de famille normale et notre bonheur est de nous réjouir des prouesses de notre enfant, qui change peu à peu chaque jour. Lors de notre séjour au Manoir McDonald, Vickie a pris conscience de l'écho dans un escalier et à présent elle s'amuse à crier dans certains lieux puis à écouter pour voir si les ondes résonnent. Lorsque ça se produit, elle est bien fière et sourit allègrement.

Le 4 mai, notre fillette se fait à nouveau endormir et les résultats s'avèrent cette fois-ci positifs. La radiothérapie a fait disparaître toutes les petites tumeurs et, à présent, seules les cicatrices causées par la cryothérapie sont visibles à l'examen. Quel soulagement dans le cœur des parents !

Nous avions remarqué que Vickie avait de la difficulté à garder les yeux ouverts à la lumière vive. Le médecin nous conseille alors d'éviter le plus possible le soleil et de lui faire porter un chapeau à large bord et des lunettes de soleil quand nous irons dehors par temps ensoleillé.

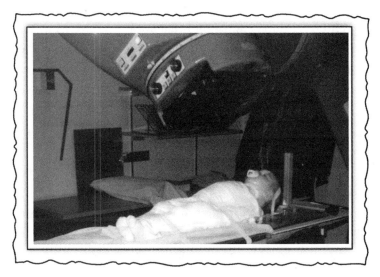

Les traitements de radiothérapie.

Et les jours passent...

Partout où quelque chose vit, il y a, ouvert quelque part, un registre où le temps s'inscrit.

Henri Bergson

Je recommence à travailler à temps plein au début mai et Vickie retourne chez la gardienne quatre jours par semaine, où elle se réadapte assez rapidement. Nous passons nos dimanches en famille car Dominique travaille tous les samedis. Par conséquent, il est toujours en congé les lundis, alors il demeure avec sa fille et s'occupe à différentes activités avec elle. Ils sortent dehors, vont parfois à la plage et lorsqu'ils restent à la maison, il lui apprend plein de choses comme par exemple à compter ses orteils de un à cinq. Quand il est affairé au ménage ou aux repas, Vickie s'amuse à regarder des images. Elle aime beaucoup les livres et particulièrement un livre de poche sur les chats. Elle le traîne partout dans la maison et ne cesse de nous montrer les images en noir et blanc de ceux-ci en imitant le miaulement du chat.

La Poune fait son premier petit mauvais coup alors qu'elle est seule dans sa chambre pendant que son père est absorbé dans quelque corvée de maison. Ayant découvert une boîte de mouchoirs, elle s'amuse à les tirer un à un jusqu'à ce que la boîte soit vide. Dominique, ne l'entendant plus, va voir ce qu'elle fabrique et l'aperçoit assise par terre entourée de blanc. Il récupère rapidement sa caméra et photographie sa fille, qui sort alors de sa chambre à quatre pattes. À mon retour du travail, il me raconte le fait en souriant et me décrit la scène en me disant qu'elle ressemblait à un petit ange sur son nuage.

Vers la fin juin, nous louons une caméra pour filmer notre petite bonne femme dans le but de conserver ces doux souvenirs sur pellicule. Vickie prononce maintenant bien clairement oui et non et elle répond si pour merci. Lorsqu'on lui demande son nom, elle rétorque aussitôt Kiki. Elle est très heureuse lorsqu'on lui suggère de jeter un papier dans la poubelle. Elle part toute pimpante, papier en main, puis le jette sous le couvercle à bascule. Fillette est fière de son exploit et applaudit en riant; c'est un vrai petit boute-en-train. Les jours passent ainsi paisiblement jusqu'à son prochain examen sous anesthésie.

Notre fille a 17 mois lorsque vient le moment de son examen oculaire. Une secrétaire nous avise de nous y rendre vers dix heures, car l'anesthésie n'aura lieu qu'à treize heures trente, parce qu'un photographe doit prendre des clichés de la rétine de son œil et qu'il ne sera présent qu'en après-midi. Je dois garder Vickie à jeun depuis minuit la veille et ne plus la faire boire à partir de huit heures du matin.

Nous passons donc l'avant-midi à amuser Vickie dans la salle de jeux, mais il devient de plus en plus difficile de l'occuper car elle demande à boire. Vers midi, elle ne veut plus jouer, alors je l'emmène dans la chambre et tente de l'endormir en la berçant. Elle essaie de relever mon chandail pour boire du lait et, ne comprenant pas mon refus, elle s'agite de plus en plus. Elle pleure, crie, gémit et réclame à boire sans arrêt. Les minutes s'égrènent très lentement et lorsque je n'ai plus d'énergie pour tenter de la calmer, Dominique la prend à son tour dans ses bras mais rien ne l'apaise. Le personnel infirmier essaie de contacter la salle d'opération pour devancer l'heure mais rien n'y fait, le photographe n'est pas encore arrivé. Je pleure maintenant avec ma fille et je me sens impuissante à la soulager. Nous n'en pouvons plus ni l'une ni l'autre et sommes épuisées. J'essaie en vain de l'endormir, mais elle ne fait que s'assoupir un peu puis les sanglots reprennent de plus belle. Si la journée peut finir ! Vickie entre finalement en salle d'opération à quinze heures vingt-cinq. Elle doit maintenant subir l'anesthésie, les tests puis le réveil accompagné de nausées, vomissements et toujours le refus de boire un certain temps car elle serait encore plus malade. Quel cauchemar ! Jamais de ma vie je n'ai vécu de journée si pénible. Je suis en colère et je ne laisserai certainement pas passer sous silence cette calamité. Je suis résolue, à mon retour à la maison, à écrire une lettre au directeur de l'Hôpital Sainte-Justine car plus jamais ma fille ne vivra une telle épreuve. Dominique approuve à cent pour cent ma résolution pour le bien-être de sa petite chatte d'amour.

Finalement, nous apprenons une bonne nouvelle qui adoucit un peu notre désarroi. L'examen n'a révélé aucune récidive dans son œil et le prochain test sous anesthésie sera maintenant dans six mois. Six longs mois à jouir de la vie comme tout le monde. Quel temps béni !

Toutefois, deux jours plus tard, nous retournons à Montréal pour d'autres examens exigés par le département d'hématologie. Vickie passe alors une radiographie des poumons, un examen de tomodensitométrie et une prise de sang qui s'avèrent tous normaux. Nous pourrons enfin souffler un certain temps; nous en avons tant besoin.

Le 20 août 1994, j'écris la fameuse lettre au directeur de l'établissement. Je lui explique en détail la journée catastrophique et lui mentionne en terminant : « Ma requête est celle-ci : pouvez-vous faire changer l'horaire du photographe médical, ne serait-ce qu'une fois par mois ou encore au besoin ? Cela éviterait beaucoup de souffrances physiques et morales à de jeunes enfants, car notre fille n'est sûrement pas la seule à avoir enduré cette situation. Je trouve cela inhumain qu'un bébé doive demeurer sans boire pendant près de huit heures, le jour, afin de passer un examen. Vickie a dormi tout au plus vingt minutes à partir de son lever à six heures jusqu'à quinze heures trente, moment où elle s'est fait anesthésier. Imaginez le stress qu'elle a dû subir cette journée du 17 août sans parler du nôtre, ses parents. Depuis ce jour, notre enfant passe ses nuits agitée; elle bouge beaucoup, gémit et parfois s'éveille en pleurant, ce qu'elle ne faisait pas auparavant. Tout cela a été causé par l'intensité du stress subi, j'en suis convaincue. »

Je recevrai une réponse de la conseillère à la clientèle le 18 octobre, m'informant que le directeur lui a transmis ma lettre afin qu'elle en assure le suivi. Elle s'excuse d'abord du délai occasionné par la période des vacances puis me répond comme suit : « À la suite des rencontres avec les responsables du service de photographie médicale et de l'ophtalmologie, il semble qu'il soit possible de réserver les services d'un photographe médical pour la salle d'opération l'avant-midi, bien que ce dernier travaille habituellement pour le département d'ophtalmologie en après-midi. Nous vous suggérons donc d'en discuter avec votre ophtalmologiste afin qu'il avise à l'avance le service de photographie médicale pour que celui-ci organise son horaire en conséquence. »

Je suis satisfaite de la réponse et pas vraiment surprise de leur attention, car je sais que cet hôpital est réputé pour la qualité de ses soins et ses services professionnels. La lettre se termine ainsi : « … nous tentons de mettre tous les efforts nécessaires afin de mieux répondre à ses besoins et attentes [de la clientèle]. »

Qui a dit que notre fille pourrait avoir un retard de développement ? À dix-huit mois, elle fait des choses surprenantes. D'abord, elle a décidé par elle-même d'aller faire son pipi dans le petit pot. Elle a tiré sur sa couche pour que je lui enlève puis est allée dans la salle de bain faire son pipi comme une grande fille.

Une autre fois, alors que je lui donnais son bain, elle a pris sa grenouille verte et a compté de un à cinq sur les doigts d'une de ses pattes sans se tromper. Elle prononce de nouveaux mots bien clairement : grand-maman, grand-papa et mousse, pour le chien Ti-Mousse. Elle fait aussi de courtes phrases : Je t'aime beaucoup. Jésus bobo. L'autre côté. Elle reconnaît les lettres ABC et sait les nommer.

La Poune apprend rapidement et elle est curieuse de tout connaître. Elle a commencé sa période du « non » depuis quelques semaines. C'est drôle de voir ce petit bout de femme vouloir s'affirmer; elle est charmante et nous l'aimons plus que tout au monde.

Dominique a érigé une croix sur notre terrain pour remercier le bon Dieu de la guérison de Vickie. Il a coupé un arbre et en a fait une croix de près de quatre mètres de hauteur qu'il a peinte en blanc puis coulée dans le ciment. Le printemps prochain, il fabriquera une grotte en pierre et y installera la Sainte Vierge en plâtre qu'il a achetée à cette fin. Puis, pour embellir l'endroit, des fleurs annuelles seront plantées tout autour.

Notre fille fut bien impressionnée par le projet de son père et un jour qu'elle était chez Céline, sa gardienne, elle lui a dit : « Papa a fait grosse grosse croix de Jésus. »

L'hiver est à nos portes et Vickie ne cesse de nous étonner. Elle connaît maintenant toutes les lettres de l'alphabet et les chante fièrement. Elle reconnaît aussi les chiffres de zéro à neuf et plusieurs formes : rond, carré, rectangle, triangle, ovale, cœur, étoile, lune, soleil et croix, qu'elle a appris dans des livres avec nous deux, mais surtout avec son père et chez Céline. Elle parle en faisant des phrases contenant des verbes, des articles et des noms. Maintenant elle ne prononce jamais qu'un mot pour exprimer sa pensée. Lorsque nous la ramenons de chez la gardienne, après notre journée de travail, elle nous raconte souvent de petites anecdotes de sa journée. Par exemple, un jour, elle m'a relaté qu'une petite fille lui avait tiré les cheveux et que celle-ci avait alors été mise en pénitence par Céline. Ces petites conversations avec ma fille sont très agréables.

Durant l'automne, Vickie fait deux otites mais elle est en bonne forme physique. Nous l'emmenons passer l'Halloween chez quelques personnes connues et elle est très heureuse des bonbons amassés. Elle n'a pas apprécié se faire déguiser mais ensuite elle a trouvé bien drôle de se voir ainsi dans le miroir.

Le sapin illuminé, clignotant sur des airs de Noël, fascine notre princesse. Elle nous demande souvent de l'allumer et alors son visage brille d'enchantement. Nous réveillonnons à l'heure du souper après la sieste de notre chère enfant. Nous commençons par la distribution des cadeaux et comme Vickie aime particulièrement les déballer, nous la laissons ouvrir les nôtres pour lui faire plaisir et nous réjouir de sa gaieté. Dès qu'une étrenne est exhibée, elle s'écrie : « Encore des cadeaux ! » Dominique filme les petits bonheurs de la Poune avec la caméra qu'il a achetée dernièrement. Par la suite, nous mangeons tranquillement et buvons du bon vin à la santé de notre petit lutin pendant qu'elle s'amuse avec ses nouveaux jouets lorsqu'elle a terminé son repas.

Bonne fête Vickie ! Nous voilà en mars et c'est la troisième fois cette semaine qu'elle est fêtée. D'abord nous avons souligné son anniversaire le week-end dernier, lors de la visite de sa marraine et de son parrain. Ensuite sa fête fut célébrée au dîner chez la gardienne en compagnie de tous ses petits amis. Finalement à la maison où nous lui offrons entre autres un tricycle qu'elle affectionne particulièrement. Au cours de la soirée, j'inscris dans son livre : « En ce jour spécial de ton deuxième anniversaire, je demande très fort au bon Dieu qu'il te guérisse pour toujours et te protège tout au long de ta vie. »

Trois jours plus tard, je reçois un appel téléphonique de ma sœur cadette, Monique, me disant que papa est décédé durant son sommeil. Son cœur s'est arrêté de battre sans même qu'il s'en rende compte; il était âgé de 67 ans. Malgré la douleur de sa perte, je considère que c'est une délivrance pour lui, car il était alité depuis quinze ans.

Lorsque nous allions chez mes parents, Vickie voulait toujours monter voir mon père; il lui donnait alors une friandise. Avant de redescendre, elle saluait son grand-père en disant : « Bonjour, à la prochaine » avec sa petite voix enfantine puis elle lui envoyait des becs avec sa main. Il lui répondait : « Reviens me voir plus souvent. » Papa me disait ensuite que ma fille n'était pas avare pour lui envoyer des beaux becs.

La dernière fois que nous l'avons vu, Vickie lui avait chanté des petites chansons et il la trouvait bien avancée pour son âge. Je garde le souvenir qu'il l'aimait beaucoup et se préoccupait de sa santé. Lorsque j'ai salué mon père pour la dernière fois au salon funéraire, je lui ai demandé d'amener avec lui, dans son cercueil, la maladie de Vickie afin qu'elle disparaisse à jamais.

Par la suite, lorsque nous allions chez ma mère, la Poune voulait encore monter voir mon père et comme elle ne le voyait plus dans son lit, elle me disait : « Grand-papa est pas là. » Je lui expliquais alors qu'il était maintenant au ciel et avec le temps elle n'a plus redemandé pour aller en haut.

Le 21 mars, c'est le moment de la série d'examens à Montréal et l'examen de tomodensitométrie, les radiographies pulmonaires et la prise de sang sont tous normaux. Puis, le 29 mars, l'examen sous anesthésie se déroule bien mais nous avons des frissons dans le dos quand l'ophtalmologiste nous informe qu'elle a décelé un point blanc dans l'œil de notre fille. Elle nous réfère à un spécialiste de la rétine à l'Hôtel-Dieu de Montréal, en nous conseillant de ne pas nous inquiéter outre mesure, car c'était peut-être normal. Nous rencontrons donc le spécialiste au début d'avril et après l'examen, que Vickie passe éveillée, il nous assure qu'il n'y a rien à craindre parce que le point blanc est simplement une cicatrice. Que de stress nous supportons à cause de tous ces examens qui reviennent sans cesse !

De retour à la maison, nous allons à la messe du dimanche en famille. Nous y allons de temps à autre, lorsque l'occasion s'y prête. Le prêtre élève l'hostie pendant l'eucharistie et une clochette se fait entendre. Vickie me regarde alors et me dit : « Maman, le téléphone sonne. » Cela fait sourire bien des gens autour et nous aussi, bien entendu.

Vickie est assez grande pour son âge et certaines personnes pensent qu'elle a trois ans à cause de sa grandeur, mais aussi parce qu'elle parle franc. Elle est complètement propre le jour depuis l'âge de vingt-deux mois. La nuit elle porte une couche-culotte et elle la mouille rarement malgré les deux bouteilles d'eau qu'elle boit pendant la nuit depuis belle lurette.

Dominique et moi apportons chacun à notre façon l'amour, la sécurité et les stimulations nécessaires pour le bien-être de notre enfant chérie. Je comble ses besoins de chaleur, de douceur et de tendresse. Dominique y va de son côté éducateur et, tout en l'amusant, il lui apprend mille et une petites choses. Par exemple, il a inventé deux énoncés de son cru et en fait un jeu avec Vickie. Il lui dit : « Quand ça pique… » Et elle répond : « On se gratte. » Et la deuxième : « Quand on se trompe… » Et elle complète : « On recommence. » Cela pour lui démontrer que c'est normal de se tromper et que l'attitude à adopter n'est pas de baisser les bras, mais de se reprendre tout simplement. Ainsi, de temps à autre, peu importe l'heure du jour, j'entends le père prononcer le début d'une phrase et aussitôt sa fille qui lui rend sa réplique.

Ma grenouille est le surnom que Dominique lui donne depuis un certain temps, car elle sautille toujours dans sa bassinette lorsqu'elle est réveillée. Comme elle cherche maintenant à descendre seule de sa couchette, il lui a confectionné un beau petit lit en bois à la grandeur de son matelas. Alors que je tente de la coucher dans ce nouveau lit, elle m'avoue qu'elle a peur. Je lui demande ce qui l'apeure et elle me répond : « Il y a un éléphant en dessous de mon lit. » Je ne peux m'empêcher de rire et elle se met à rire elle aussi. J'essaie de la sécuriser un moment, puis je la recouche. Quelques instants plus tard, elle se met à crier alors je vais la voir et elle me dit qu'il y a des loups sous son lit. Après quelques vaines tentatives pour la faire s'endormir dans ce lit, Dominique m'incite à la coucher avec moi et il dormira sur le divan.

Un peu plus tard, nous installons un lit simple dans la chambre de notre fillette, mais elle ne veut rien savoir de ce lit non plus. C'est donc Dominique qui héritera de ce plumard pour un certain temps.

Pendant l'été, nous visitons différents endroits pour faire découvrir le monde à notre fille. D'abord nous allons au Village du père Noël à Val-David et cela lui plaît beaucoup. Elle s'amuse follement dans les différents jeux puis je l'emmène s'asseoir sur les genoux du père Noël, qui lui fait un brin de jasette. Elle lui répond malgré sa timidité et lui énumère ce qu'elle aimerait recevoir pour le prochain Noël.

Nous l'emmenons également au Parc Safari à Hemmingford. On y voit plusieurs animaux en liberté déambuler parmi les voitures des visiteurs et d'autres qui sont en cage ou en retrait sur un terrain clôturé. Un parc d'attractions est aménagé pour amuser petits et grands, mais Fillette est trop jeune pour ce genre de jeux. Sur le chemin du retour, nous lui demandons ce qu'elle a préféré, et elle s'écrie sans tarder : « les mouettes ». En effet, pendant le dîner, nous avons jeté des croûtes de pain aux mouettes et cela l'a énormément amusée. Les mouettes couraient, criaient à tue-tête et se chicanaient pour attraper un morceau de pain. Vickie riait fort et ne s'en lassait pas. Elle nous quémandait continuellement un autre morceau pour le lancer aux oiseaux. Je dis à Dominique en plaisantant : « Avoir su, nous n'aurions pas fait tant de chemin pour voir des mouettes. »

Vickie deux ans.

Nous visitons la parenté à Joliette et nous allons souvent à la plage de Sainte-Véronique pour une petite baignade en famille. Puis, vers la fin de l'été, c'est la sortie au Pays des merveilles à Sainte-Adèle.

Cet été fut bien agréable et nous avons profité des weekends et de nos semaines de vacances pour nous divertir ensemble.

Un jour de septembre, Vickie, âgée de deux ans et demi, nous démontre son esprit vif et observateur. Alors que nous sommes tous les trois à la caisse de l'épicerie, je m'aperçois qu'il me manque un produit. Dominique m'attend donc avec Vickie, qui est assise dans le panier, pendant que je me rends dans une allée. Fillette se met alors à m'appeler : « Maman ! Maman ! » Le marchand, pour la taquiner, lui dit que sa maman est partie. Elle lui répond aussitôt : « Non elle est pas partie, elle est dans le miroir. » En effet, elle me voyait dans une allée par un miroir de surveillance installé en hauteur.

Grande tristesse en ce début d'automne. J'ai pris la décision de faire euthanasier notre caniche car il est très malade. Il souffre beaucoup de rhumatisme et n'arrive plus à monter les marches de la maison. Ti-Mousse est âgé de quatorze ans et je peux dire que c'était mon bébé avant la venue de Vickie. Comme les grands froids s'en viennent, je ne veux pas lui causer plus de souffrances, alors je prends rendez-vous chez le vétérinaire. Le moment venu, je demande à Dominique de l'emmener car je n'en ai pas le courage. Pendant ce temps, j'irai chercher la Poune chez la gardienne. Arrivée à la maison, Vickie s'aperçoit que le chien ne vient pas à notre rencontre; elle l'appelle et le cherche. Je la prends sur mes genoux et lui explique que Ti-Mousse est parti au ciel avec grand-papa et le petit Jésus parce qu'il était très vieux. Je ne veux pas lui dire que c'est parce qu'il était malade, car nous allons souvent avec elle à l'hôpital et je ne veux pas qu'elle fasse de lien avec cela. Elle se met à pleurer à chaudes larmes. Je la console dans mes bras tout en me retenant pour ne pas pleurer. Un peu plus tard, elle me confie : « On va dire à grand-papa qu'il attrape Ti-Mousse et qu'il nous l'envoie parce que moi je veux le ravoir mon petit chien. » La semaine suivante, elle parle beaucoup de son chien et pose des questions :

– Où est le petit Jésus ?

– Au ciel avec grand-papa et Ti-Mousse.

– Moi, je veux aller les voir.

– Quand tu seras vieille, nous serons tous ensemble au ciel.

– Moi, je veux être vieille tout de suite pour aller au ciel et voir Ti-Mousse.

Un jour, elle me parla comme si le chien était encore à la maison et, se rendant compte de son erreur, elle me dit simplement : « Ah, non ! Ti-Mousse n'est pas ici. » Je constate que le deuil est maintenant moins douloureux pour elle.

Nous emmenons Vickie à la bibliothèque municipale pour la première fois. Je la conduis à la section des jeunes et elle est stupéfaite de voir autant de livres. Comme elle désire tous les amener à la maison, je lui explique le fonctionnement des prêts : « Tu as le droit d'en emprunter trois à la fois et ensuite nous les ramenons et tu pourras en choisir trois autres. » Elle est très heureuse de cette découverte car elle adore regarder des livres et, bien sûr, que je lui en fasse la lecture. Chaque fois que nous y allons, c'est une petite fête pour elle.

La famille Morin à l'été 1996.

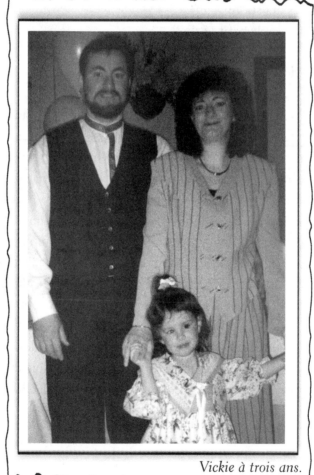

Vickie à trois ans.

De la buée dans les yeux

Le cœur contemple les choses que les yeux ne peuvent pas voir.

La vie continue avec sa routine quotidienne et je m'aperçois que la vue de Vickie baisse à cause de la cataracte qui fait son œuvre. Le 30 octobre, nous retournons pour un dernier examen sous anesthésie générale. Tout va très bien au niveau de ses yeux, mais on nous apprend que la cataracte s'est beaucoup développée. Fillette devra donc être suivie aux deux mois par un ophtalmologiste de notre région pour en surveiller la progression. On nous informe également qu'après l'opération, notre fille devra porter des lunettes avec des foyers. Je demande alors au médecin si elle pourra porter une lentille cornéenne dans son œil droit lorsqu'elle sera plus âgée. Je reçois comme réponse que ça ne serait pas approprié car son unique œil doit être protégé au moyen de lunettes. Je suis désolée de cette réponse car j'imagine que mon petit cœur n'aimera pas porter des lunettes sa vie durant mais elle devra tout de même s'y résoudre.

Un jour que je suis avec elle à la maison, elle me dit : « Maman j'ai de la buée dans les yeux. Est-ce que tu en as, toi ? » Pauvre chatte ! Sa vue se brouille de jour en jour et je ne peux rien faire pour l'aider à voir plus clair.

Nous allons à Saint-Jovite pour un rendez-vous chez l'ophtalmologiste et après l'examen de ses yeux, j'envoie par télécopieur les résultats à la spécialiste de Sainte-Justine.

Celle-ci me téléphone en fin de journée pour m'informer que Vickie devra être opérée au début janvier et que la date me sera confirmée un peu plus tard. Il faut se rendre à Montréal à la mi-décembre pour rencontrer la chirurgienne qui l'opérera.

Un peu avant les Fêtes, nous accueillons un nouveau caniche à la maison. La petite chatte de Vickie a été tuée sur la route l'automne dernier et nous voulons lui donner un autre petit compagnon de jeux. La jeune chienne est âgée de huit mois et porte le nom de Puce. Fillette désire l'appeler Sophie alors je lui propose qu'on la nomme Sophie la Puce et ainsi elle reconnaîtra son nom quand même. Ma fille est d'accord avec ce compromis et trouve même ce nouveau nom comique.

Cette année, nous courons les pères Noël dans les villages avoisinants, car notre amour les affectionne beaucoup. Nous allons à Saint-Jovite faire photographier Vickie sur ses genoux puis à L'Annonciation dans un restaurant où un père Noël accueille les clients avec la fée des étoiles. Celle-ci offre des bonbons et un petit cadeau aux enfants. Notre fille est impressionnée de voir la fée et son repas terminé, elle va la rejoindre pour lui faire un brin de jasette pendant que son père et moi finissons de manger. Au moment de quitter l'endroit, Vickie lui demande : « Est-ce que tu vas venir chez nous à Noël ? » La fée, une adolescente, me regarde, ne sachant trop quoi lui répondre. Je lui mentionne alors : « Si tu peux, tu viendras, n'est-ce pas ? » Elle répond aussitôt à notre fille qu'elle viendra certainement si elle peut et ajoute qu'elle est une petite fille bien charmante.

Le 8 janvier, nous nous rendons à la clinique d'ophtalmologie de l'Hôpital Sainte-Justine pour les examens postopératoires et ensuite nous allons coucher au Manoir

McDonald. Vickie découvre ce lieu avec enthousiasme; elle se promène dans les couloirs, visite les salons, la salle à manger, la salle de lavage. La superficie du Manoir l'étonne et ce qui l'attire le plus, c'est bien sûr la salle de jeux. Je la laisse donc s'amuser avec les jouets un certain temps en demeurant auprès d'elle pendant que son père va se reposer dans la chambre. Mes pensées me projettent trois ans auparavant en ce même lieu et ces souvenirs me rendent amère.

Vickie reconnaît une grosse oie de bois qui fait office de cheval à bascule pour l'avoir vue sur une photographie prise alors qu'elle était âgée d'un an. Je lui montre ensuite des jouets avec lesquels elle s'était amusée et elle trouve cela bien drôle. Fillette est heureuse et ne se tracasse pas du tout pour demain; elle vit simplement son moment présent. Je l'entends chanter alors qu'elle essaie différents jeux éducatifs accrochés au mur.

C'est maintenant l'heure du bain et ensuite du dodo. Je la prends par la main pour la relever mais elle me supplie de sa petite voix : « Juste deux minutes maman. » Comment refuser cette demande, surtout en songeant à ce qui l'attend dans quelques heures ? Ma fille est satisfaite du temps que je lui accorde; elle me sourit et sa bonne humeur m'amène dans un de ces petits moments d'éternité où le bonheur est si doux. Que je l'aime !

Lorsque vient le moment de se coucher, elle veut dormir dans la bassinette avec le toutou d'E.T. l'extraterrestre qu'elle a emprunté à la salle de jeux. Je suis étonnée de sa requête mais j'accepte et après l'avoir bordée et embrassée, je m'allonge dans le lit double près de Dominique. Fillette se réveille durant la nuit et me demande si elle peut dormir avec moi. Dominique lui laisse alors la place et va se coucher dans le lit simple juste à côté.

Le lendemain matin, personne ne déjeune car Vickie doit être à jeun. Je prends seulement un peu de café dans la cuisine pendant que le papa suit sa fille à la salle de jeux. C'est maintenant l'heure de partir alors Dominique prend Vickie dans ses bras pour se rendre à l'hôpital car il fait froid et nous marchons rapidement. Bien camouflée dans les bras de son père pour se protéger, je la trouve encore si petite !

Il est huit heures quinze lorsque notre fille est amenée au bloc opératoire; elle est la première à passer aujourd'hui et nous en sommes bien heureux. À onze heures trente on la retourne à sa chambre et le médecin nous informe, à notre grand soulagement, que l'opération s'est bien déroulée. Vickie porte une coquille sur son œil et devra la garder pendant deux jours. J'appréhendais ce moment avec une certaine anxiété, sachant qu'elle ne verrait rien pendant quelque temps. Aussitôt éveillée, elle me dit : « Maman, enlève-moi ça cette affaire-là. » Je lui rappelle alors que je lui ai déjà expliqué tout le déroulement de son séjour à l'hôpital et le fait de devoir porter un bandage sur son œil. Elle se rappelle notre conversation et par la suite ne me redemande plus d'enlever la coquille. Notre fille demeure calme et je suis heureuse qu'elle ne ressente pas de douleur. Nous passons la journée auprès d'elle à l'occuper quand elle ne fait pas la sieste. À l'heure du souper elle veut des céréales, alors son père la fait manger comme lorsqu'elle était petite. Fillette s'y plaît bien; elle ouvre la bouche bien grande pour recevoir la cuillère et mange avec appétit en souriant. Le soir venu, Dominique va coucher au Manoir et moi je dors dans un lit à côté de mon cher ange.

Le jour suivant, pour passer le temps, le paternel promène sa fille en chaise roulante dans le couloir en lui décrivant ce qu'il voit. Elle aime bien cela car leur promenade devient un jeu.

À seize heures trente, le médecin lui enlève la coquille lors de sa visite. Vickie grimace car ça tire un peu mais ensuite elle est de bonne humeur et s'amuse à découvrir sa chambre. Elle examine attentivement son lit, le mien puis aperçoit sa petite voisine Jessica, qu'elle n'avait qu'entendu parler. Plus tard, elle prie Dominique de la ramener dans le couloir, en chaise roulante, pour voir les fameux objets qu'elle avait imaginés en pensée.

Les douleurs débutent lorsque Fillette doit recevoir des gouttes dans son œil toutes les deux heures, car l'une d'entre elles lui cause des brûlures pendant quelques secondes.

Nous passons une dernière nuit à l'hôpital mais ce n'est pas une sinécure. L'infirmière du soir replace la coquille sur l'œil de Vickie pour la nuit afin de le protéger et m'annonce qu'elle n'aura pas de gouttes pendant la nuit. Or, vers minuit, l'infirmière de nuit entre dans la chambre pour lui mettre des gouttes. Je l'avise que ce n'est pas ce qui m'a été dit, alors elle retourne s'informer au poste des infirmières puis revient peu après avec la même intention. Je m'objecte mais elle ne veut rien entendre. Je lui répète les propos de l'infirmière de soir mais rien n'y fait, elle veut absolument mettre les gouttes. Elle réveille Vickie et retire les sparadraps, ce qui fait gémir ma fille, puis applique les gouttes dans son œil et remet la coquille. Je suis très choquée de cela et lui répète encore ma rengaine, mais elle fait la sourde oreille. Malgré mon insistance, elle ne s'informe certainement pas à un médecin car elle revient à deux heures, à quatre heures puis à six heures du matin refaire son manège. Fillette doit subir ces agressions la nuit durant et moi je ne ferme pas l'œil de la nuit tellement je suis en colère à cause de ce malentendu dont ma fille est victime.

Dominique arrive tôt le matin et je lui explique la belle nuit que Vickie et moi avons passée. Il se rend aussitôt au poste, fâché de la situation, et parle à l'infirmière en chef qui est déjà au courant des événements. Elle lui répond que malheureusement le service de nuit avait mal compris les instructions. Je ne pense qu'à quitter cet endroit tant je suis irritée et je ne porte pas dans mon cœur l'infirmière de nuit qui a fait mal à mon enfant par pure négligence. Notre fille reçoit finalement son congé en après-midi et nous sommes tous bien heureux de partir.

De retour chez nous, je dois appliquer à cinq minutes d'intervalle trois gouttes différentes, quatre fois par jour, et cela pendant un mois. Je demeure donc à la maison avec Vickie pendant ce temps car je dois lui donner les soins appropriés. Nos journées sont constituées de duels aux quatre heures et nous vivons l'enfer chaque fois, car Fillette se sauve, se débat et pleure. Elle ne m'en tient pas rigueur par la suite car elle sait qu'il faut le faire. Pauvre chatte ! Entre chaque application de gouttes nous faisons des casse-tête, à sa demande, et ce petit rituel la calme. Je n'en ai jamais autant fait de ma vie. Que ne ferais-je pas pour atténuer ces pénibles moments à mon petit cœur ?

Le 14 janvier, nous retournons à Montréal et Vickie est examinée par la femme médecin qui l'a opérée afin de voir si tout va bien et c'est le cas. Puis le 11 février nous la rencontrons à nouveau, et je suis presque désespérée en apprenant qu'il faut continuer les gouttes pendant un autre mois mais heureusement seulement le matin et le soir. En terminant, elle nous donne un autre rendez-vous dans un mois.

Nous continuons les gouttes matin et soir et c'est moins ardu à présent pour Vickie. Je recommence à travailler et Fillette retourne chez la gardienne. Le 4 mars arrive et c'est déjà le moment de l'examen oculaire à Sainte-Justine. Tout est bien guéri mais je dois continuer à lui mettre deux sortes de gouttes, matin et soir, pendant encore deux semaines. Je suis heureuse de constater que celles qui brûlaient ne sont plus requises. Nous choisissons ensuite la monture pour les lunettes de Vickie et on nous avise que nous les recevrons par la poste dans environ trois semaines.

Nous fêtons les quatre ans de notre fille à Joliette, où nous avons réservé une salle dans un restaurant McDonald pour treize personnes. L'ambiance est à la fête et Vickie est bien gâtée. Après avoir mangé et dégusté le gâteau d'anniversaire, les cinq jeunes présents ont bien du plaisir à jouer dans la salle de jeux. Je remarque que les jeunes garçons font attention à leur seule petite cousine de la famille Morin.

Pour son anniversaire, nous avons offert à notre fille un petit ordinateur éducatif et portatif. Il enseigne à lire, à écrire et à compter. Vickie s'y amuse souvent avec notre assistance mais aussi seule à l'occasion. Elle sait maintenant écrire son prénom en lettres moulées. Elle sait aussi écrire plusieurs autres lettres et les reconnaît toutes depuis longtemps.

Nous recevons enfin ses lunettes et il lui faut environ une semaine pour s'y adapter. Au début elle les enlève souvent, et ce, par timidité devant d'autres personnes. D'abord elle ne veut pas les porter chez la gardienne, puis elle s'y habitue graduellement jusqu'à les porter en tout temps. Certainement qu'elle apprécie la vision claire que lui procurent ses lunettes.

Une petite vie normale

La paix est une maison, la maison de tous. C'est l'arc-en-ciel qui relie la terre et le ciel.

Jean XXIII

Le 30 mai je quitte mon travail après mûre réflexion, car les nouvelles valeurs prônées dans ce milieu vont à l'encontre des miennes. Le matérialisme a pris le pas sur les valeurs humaines et je n'aime pas travailler dans ce nouveau climat. Je suis heureuse de ma décision et en paix avec moi-même. Ma fille et moi savourons la joie d'être ensemble à la maison. Comme elle ne va plus à la garderie, je l'amène souvent au parc du village de Labelle afin qu'elle puisse s'amuser avec d'autres enfants. Nous avons parfois de la petite visite, une fillette prénommée Fannie, âgée de trois ans, que Vickie a connue chez la gardienne. C'est la fête lorsqu'elles se retrouvent; elles s'amusent bien et toutes deux aiment beaucoup jouer avec une nouvelle petite chatte que nous avons offert à notre fille pour son anniversaire. C'était là un de ses souhaits car elle nous avait avoué au cours de l'hiver qu'elle préférait les chats aux chiens.

Nous retournons à l'Hôpital Sainte-Justine au début du mois de juin pour un dernier examen de la vue avec le médecin qui a opéré notre fille. Nous sommes bien heureux d'apprendre que sa vision de près et de loin est parfaite avec ses lunettes. La prochaine visite en ophtalmologie sera donc dans six mois avec son médecin habituel.

Pendant l'été nous nous baladons ici et là en profitant des fêtes estivales des villages environnants. Dominique, qui avait un travail saisonnier, a maintenant un emploi à temps plein à Tremblant alors il nous accompagne dans nos sorties lors de ses congés. Nous allons souvent à la plage en famille, car Fillette raffole de cela.

Au début du mois d'août, nous partons en petites vacances avec ma mère et nous retournons au Village du père Noël, au souhait de Vickie. Ensuite nous nous rendons à Mirabel et louons une chambre au Château de l'aéroport. Après le souper, nous descendons toutes les trois à la piscine et Fillette, qui est heureuse, s'amuse à danser dans l'eau au son d'une musique rythmée qui provient du bar. Elle est belle à voir; on dirait une petite nageuse synchronisée. La scène est émouvante et j'en ai les larmes aux yeux.

Le lendemain, nous partons pour Longueuil chez tante Clotilde, une tante de mon père. Comme j'ai déjà habité dans cette ville étant jeune, j'amène Vickie faire une promenade pour lui montrer notre ancienne demeure située non loin de là. Je suis heureuse qu'elle puisse voir ce lieu et je termine notre visite à un dépanneur pour lui acheter des bonbons, ce même dépanneur où j'achetais jadis trois boules noires pour un cent. Je n'aurais jamais pensé revenir ici avec ma propre fille et cela me fait chaud au cœur, d'autant plus que cela l'a intéressée.

L'automne arrive et nous déménageons le 7 novembre dans le village de Labelle. Il y a un certain temps déjà que nous cherchions une plus grande maison. De plus, nous voulions que Fillette puisse avoir des amis pour jouer près de chez elle. Nous avons enfin trouvé ce nouveau gîte dans un quartier résidentiel avec un beau grand terrain et un petit boisé qui ferait l'envie de bien des enfants. Nous achetons également plusieurs meubles dont un ensemble de chambre pour notre fille. Avant d'y emménager, Dominique était venu peindre toutes les pièces de la maison avec son frère Christian et maintenant nous prenons plaisir à décorer. Vickie est très heureuse de sa belle chambre bleu pâle et mauve et de la salle de jeux que nous lui avons aménagée au sous-sol.

Quelques jours plus tard, je reçois un appel téléphonique d'une recherchiste du réseau de télévision TVA. Elle me parle d'une émission animée par Hélène Laurendeau qui s'intitule *Les Fruits de la passion*. Elle m'informe qu'elle souhaite que Vickie y participe en tant qu'invitée spéciale et que, bien sûr, je peux l'accompagner. Sa marraine Claudette sera interviewée en rapport à un premier recueil de nouvelles qu'elle a écrit et parce qu'elle offrira tous les profits de la vente de ce livre à une bonne cause. En fait, elle versera les profits à la Fondation du Manoir McDonald.

Je parle à Vickie de cette invitation et elle est enchantée de passer à la télévision et de faire la surprise à sa marraine. Le 14 novembre, nous partons donc pour Montréal en matinée et Dominique nous accompagne. Celui-ci ne veut pas passer à la télé car il avait également été invité, mais il nous encourage à le faire.

Après le maquillage et l'installation des micros, madame Laurendeau vient nous rencontrer un peu avant l'enregistrement pour se présenter et me dit que Vickie et moi serons invitées à entrer après la pause, vers la moitié de l'émission. Elle m'informe que nous parlerons principalement de Claudette, de son livre et du Manoir McDonald. Vickie ne semble pas nerveuse mais moi je suis quelque peu fébrile avant d'entrer sur le plateau. Quelle surprise ce fut pour Claudette lorsque nous avons été présentées ! Elle n'en revenait pas et me dira plus tard qu'elle s'est retenue pour ne pas pleurer. Assises toutes les trois sur un divan, l'entrevue se passe bien. Vickie est souriante et répond à Hélène Laurendeau à la question « Quel âge as-tu ? » en disant « quatre ans » tout en le montrant avec ses doigts. Puis l'animatrice parle du Manoir et me demande de décrire les différentes pièces pendant qu'elles défilent à l'écran. Ensuite elle me pose des questions concernant la maladie de ma fille. Je ne m'attendais pas vraiment à cela, mais je suis tout de même à l'aise d'en parler. Je lui explique brièvement ce qu'est le rétinoblastome et les risques pour Fillette d'avoir un autre cancer à la puberté. Je termine en résumant qu'à présent tout va très bien pour elle.

L'émission s'achève finalement et je trouve qu'elle s'est déroulée rapidement. Pendant le générique de la fin, la caméra fait un gros plan sur Vickie qui fait un beau sourire.

Nous allons ensuite souper ensemble dans un restaurant en face de l'immeuble de TVA. Céline, une autre sœur de Dominique, est avec nous car elle a accompagné sa grande sœur à Montréal. Elle est artiste peintre et c'est la réplique d'une de ses toiles qui fait office de couverture du livre de Claudette intitulé *Histoire de guérir, histoire de grandir*. Nous jasons de ce qui a été traité à l'émission et sommes assez contents du résultat.

Claudette fait don d'un montant de quatre mille dollars au Manoir McDonald ainsi que de la toile originale de la couverture de son livre. Cette peinture lui appartenait; elle l'avait reçue en cadeau de sa sœur et elle est maintenant exposée dans le nouveau salon du Manoir.

Noël approche à grands pas et Vickie et moi décorons la maison pour l'occasion; elle aime tellement cela ! Dominique assemble l'arbre de Noël artificiel grandeur nature qu'il a acheté pour la nouvelle maison, puis nous le garnissons avec des boules mais aussi avec des décorations réalisées par notre fille, qui en est très fière.

Le 15 décembre, nous retournons à Montréal pour faire examiner les yeux de Vickie et puisque tout est normal, l'examen sera maintenant annuel. Comme ça fait du bien d'entendre cela ! Toutefois, elle devra revoir le médecin spécialiste de l'Hôtel-Dieu une dernière fois en février prochain.

L'examen que Fillette a le plus en horreur est celui de l'oculariste, car il doit lui enlever sa prothèse et elle ne s'y habitue jamais. Une fois l'an c'est un cauchemar, ainsi que les fois où nous devons l'enlever pour la nettoyer. Ça demande beaucoup de courage à notre petite chatte car elle doit surmonter ses craintes, mais elle y arrive toujours.

À chaque retour de Montréal, Vickie demande à arrêter au restaurant McDonald à Saint-Jérôme. Elle commande un Joyeux festin croquettes et le jouet inclus l'intéresse grandement. Ensuite, nous lui laissons le temps de s'amuser dans les jeux qu'elle affectionne beaucoup et elle s'y fait rapidement des amis. Nous acquiesçons toujours à sa demande, car elle le mérite.

Notre fille passe une autre étape de sa vie, en ce 18 janvier, lorsque Dominique décide que c'est maintenant le temps pour elle de lâcher sa suce. Il m'en a parlé souvent mais j'étais incapable de me décider à le faire. Il y a longtemps qu'il aurait fallu la lui enlever, mais je trouvais qu'elle avait bien assez d'épreuves à surmonter pour son âge.

Dominique explique alors son intention à Vickie et cela la désole beaucoup. Elle lui répond tristement qu'elle ne sera jamais capable de dormir sans sa suce. Le coucher est pénible et elle pleure. Je me retiens de toutes mes forces pour ne pas lui rendre l'objet désiré. Elle finit par s'endormir au bout d'environ deux heures et j'en suis bien soulagée. Le supplice dure pendant trois jours et c'est à l'heure du coucher que le besoin se fait le plus sentir. Nous l'encourageons du mieux que nous pouvons dans ce nouveau défi. Alors que je lui explique que ce n'est pas bon pour sa bouche et ses dents, elle m'écoute attentivement puis m'exprime sa difficulté à s'en défaire. Puis elle ajoute : « Maman, c'est comme ma tante Gisèle qui veut arrêter de fumer parce que ce n'est pas bon pour sa santé, mais elle a de la misère comme moi. » Elle comprend bien le problème et les efforts que ça lui demande et après une semaine, elle ne parle déjà presque plus de sa suce. Ce sevrage me tourmentait depuis belle lurette et c'est un poids de moins sur mes épaules maintenant que c'est réglé. Nous félicitons notre fille de cette belle victoire et elle en est elle-même bien fière.

Février s'amène avec la Saint-Valentin et Vickie et moi décorons la maison de cœurs rouges et de Cupidon. C'est également le temps du dernier examen par le spécialiste de la rétine à l'Hôtel-Dieu et Fillette se montre très raisonnable. Bien que les gouttes qu'elle reçoit lui brûlent les yeux, elle les accepte sans rechigner en nous disant : « Il faut bien que je me fasse examiner les yeux si je ne veux pas avoir deux yeux en plastique. »

Pour le premier anniversaire de Vickie dans notre nouvelle demeure, elle et moi préparons sa fête et invitons plusieurs amis de son âge. Son père lui offre un bouquet de fleurs coupées et elle est à la fois bien étonnée et heureuse de ce présent hors du commun pour elle. Après le goûter, elle souffle sur les bougies du gâteau en faisant un vœu. J'en fais un de santé en moi-même pour les cinq ans de ma belle fille d'amour. Tous se régalent puis Fillette déballe les cadeaux offerts par ses amis. C'est ensuite le moment des jeux où il y a de petits prix à gagner. Les enfants sont joyeux et j'observe ma fille qui est heureuse et enjouée; cela me fait chaud au cœur. En fin d'après-midi, les parents reviennent chercher leur rejeton et Vickie est triste de les voir partir; elle voudrait que cela dure encore plus longtemps.

Le lendemain, comme le veut maintenant la coutume, nous allons à un restaurant de Sainte-Adèle rencontrer des membres de la famille de Dominique, le parrain et la marraine de notre fille et leur fils Samuel, sa tante Lucie et son fils Jérôme. Après le dîner, nous soulignons l'anniversaire avec un gâteau de fête apporté par deux serveuses en chantant : « Ma chère Vickie, c'est à ton tour de te laisser parler d'amour. » Pendant que les adultes parlent entre eux, les jeunes vont s'amuser dans la salle de jeux puis reviennent avec de belles pommettes rouges.

J'annonce à tous une bonne nouvelle, soit celle de la rentrée scolaire de Vickie en prématernelle le lendemain. La directrice de l'école m'a téléphoné, quelques jours plus tôt, pour m'annoncer que notre fille a été choisie pour remplacer un enfant qui avait quitté la classe. En fait, il y avait trois places disponibles et chacune a été comblée par un nouvel élève. Je suis très contente car ça permettra à Fillette de s'adapter graduellement à l'école. Elle ira quatre avant-midi par semaine d'ici la fin des classes, donc pendant trois mois. La maternelle étant maintenant à temps plein, je craignais que Vickie trouve cela difficile de passer toute la journée à l'école dès sa première année scolaire.

Le jour J arrive et Fillette est heureuse. Je la photographie avant son premier départ pour l'école, sac au dos et sourire éclatant. Je l'accompagne pour sa première journée et tout se déroule bien pour elle. Vickie s'intègre assez vite car elle connaît déjà plusieurs enfants de sa classe.

Le lendemain, elle est un peu plus nerveuse car elle doit prendre l'autobus seule. Je vais avec elle à l'arrêt qui est près de la maison et lorsqu'elle part, je me rends en voiture à la cour d'école pour l'accueillir à sa descente car elle est très insécure. Toutefois, dès qu'elle reconnaît une amie, elle me quitte en courant pour la rejoindre et là je sais que ça ira bien pour ma fille par la suite. Ce manège dure quelques jours jusqu'à ce qu'une mère dans la rue voisine, qui est en fait ma coiffeuse, me propose de faire monter sa fille Julie dans l'autobus lors de son premier passage dans cette rue. Ainsi, Fillette ne sera plus seule à sa descente dans la cour d'école. Julie, également âgée de cinq ans, est dans la classe de Vickie et celles-ci se connaissent depuis notre déménagement dans le voisinage.

Tout va bien en classe pour notre fille même si elle est réservée et elle aime bien son professeur. Le premier bricolage qu'elle me rapporte avec fierté est un petit cadre en carton sur lequel elle a collé des tiges de fleurs séchées en forme de croix. Elle me l'offre en disant : « ... ça représente une grosse caresse car je m'ennuie beaucoup de toi lorsque je suis à l'école. » J'accroche ce précieux cadre à mon miroir de commode dans ma chambre.

Vickie est toujours heureuse d'aller à l'école et se lève de bonne humeur. Une petite routine matinale s'installe; elle déjeune en regardant une émission pour enfants puis se prépare pour l'école. À son retour nous parlons ensemble de son avant-midi; elle m'explique ce qu'elle a fait, me raconte des anecdotes et me chante les chansons apprises ce jour-là. Je vois ma petite fille grandir et je ressens un grand bonheur à la voir s'épanouir.

L'été arrive avec les premières vacances estivales et Vickie veut recevoir des amis à la maison. Elle est bien heureuse lorsque sa copine Fannie vient jouer avec elle.

Le samedi 18 juillet est une journée assez spéciale pour Vickie, alors que nous allons toutes les deux à la Jovi-foire de Saint-Jovite. Fillette fait d'abord des tours de manèges avec beaucoup d'entrain puis une dame dans la foule lui donne un toutou qu'elle vient juste de gagner dans un jeu d'adresse. Un peu plus tard, alors que nous nous promenons, une autre femme lui donne quelques billets pour les manèges. Mais le clou de la journée est lors du spectacle d'une chanteuse, intitulé Mon amie Pauline, lorsque Vickie participe à un concours de danse et remporte la première place *ex æquo* avec une autre petite fille. Elle en est bien fière et reçoit en prix la cassette vidéo de la chanteuse. Ensuite elle participe à un concours de *lip-sync* et obtient un prix de participation, soit une cassette d'enregistrement des chansons de Pauline.

Lorsque Dominique revient du travail en fin d'après-midi, Vickie lui raconte toute la chance qu'elle a eue et lui montre le beau tatouage de chat peint sur son avant-bras par un clown nommé Bedaine ainsi que son masque de chat qu'elle a confectionné sous une tente. Ce fut une journée mère-fille mémorable remplie de complicité et d'amour.

Un jour que nous sommes seules ensemble à la maison, Vickie me surprend par ses paroles. Elle me demande d'abord quel homme j'aime le plus au monde puis, sans me laisser le temps de répondre, elle enchaîne : « Non ! Moi l'homme que j'aime le plus au monde c'est Jésus et le deuxième c'est papa. » Puis elle ajoute : « Penses-tu que c'est toi la femme que j'aime le plus au monde ? » Et elle continue aussitôt : « La première c'est Marie et ensuite c'est toi. » Je suis stupéfaite de ces affirmations et je ne peux m'empêcher de faire un rapprochement avec les extases de son enfance. Je note dans le journal de sa petite enfance ces déclarations étonnantes pour un enfant de son âge afin de ne pas les oublier.

C'est maintenant son rendez-vous annuel chez l'oculariste et j'anticipe un mauvais moment à passer pour Vickie, même si elle me confie avant de partir qu'elle n'a plus peur. À ma grande surprise, je la sens plutôt calme devant le type et lorsque vient le moment d'enlever sa prothèse pour la nettoyer, elle me demande de le faire. Je la lui enlève donc sans problème même si je la sens quelque peu crispée puis, une fois l'œil artificiel nettoyé, elle se le fait introduire sans broncher par l'oculariste. Une réflexion me vient en tête : « Mais comme notre fille grandit ! »

Au moment de quitter, Vickie reçoit de la secrétaire un petit présent, comme à l'habitude, qui lui fait bien plaisir. Nous repartons tous soulagés et heureux que tout se soit bien déroulé cette fois-ci. Même le voyage en voiture est moins pénible car Fillette s'amuse sur le siège arrière avec des jouets sans nous demander régulièrement si nous arriverons bientôt.

Rendez-vous et danse

L'art de vivre tient plus de la lutte que de la danse.

Marc Aurèle

Notre fille vieillit et raisonne de plus en plus. Elle est pleine de compassion face aux gens malades et un jour que je dois recevoir des traitements au laser aux yeux elle me dit, la veille de mon rendez-vous : « Maman je vais prier Jésus pour qu'Il guérisse tes yeux. »

Le 13 août, Vickie rencontre à nouveau son ophtalmologiste à l'Hôpital Sainte-Justine et tout va toujours bien. Puis, en après-midi, nous allons en hémato-oncologie et là aussi tout est normal. Le médecin nous avise que notre fille sera évaluée prochainement par une équipe multidisciplinaire qui assurera son suivi médical selon ses besoins. Elle aura donc des rendez-vous en orthophonie, en orthodontie, en clinique cranio-faciale et en ORL. Nous devrons également rencontrer un travailleur social ainsi qu'un psychologue. Tout cela s'ajoute aux rendez-vous annuels en ophtalmologie, en oncologie et chez l'oculariste. Je réalise que nous n'avons pas fini de voyager à Montréal, alors il faudra bien s'y faire et les prendre un à la fois.

Septembre s'amène avec la rentrée des classes et Vickie est heureuse de revoir ses amis d'école et de s'en faire de nouveaux. Elle prend maintenant l'autobus avec deux enfants nouvellement arrivés dans notre rue, Raphaëlle et Miko, qui sont également dans la même classe de maternelle que notre fille. Je fais la connaissance des mamans à l'arrêt d'autobus et chaque matin de la semaine, nous souhaitons une bonne journée au petit trio fébrile et heureux d'aller à l'école comme les grands.

Le 9 novembre, Fillette perd sa première dent de lait après de nombreuses tentatives pour la déloger. Elle tente de l'arracher avec ses doigts, avec une petite corde et en mordant dans une tranche de pain. Finalement, c'est en tirant avec un mouchoir qu'elle réussit à extirper la récalcitrante avec une fierté évidente. Le soir venu, comme beaucoup d'enfants, elle place sa dent sous son oreiller en espérant que la fée des dents l'échange contre des sous. Et, bien sûr, dès son réveil le lendemain matin, elle ne tarde pas à vérifier et découvre avec joie la précieuse pièce d'un dollar. Rendue à l'école elle est heureuse de montrer à son professeur et aux autres élèves le vide laissé par l'absence de sa dent.

Je reçois de bons commentaires de la part de Ginette, le professeur de Vickie. Elle m'informe qu'elle s'adapte bien à la classe, qu'elle joue avec les autres enfants et qu'elle suit bien les consignes. Et malgré une certaine timidité, elle n'a pas peur de s'exprimer au groupe ou à son enseignante. Fillette me livre qu'elle aime bien Ginette ainsi que Céline, une dame qui va régulièrement aider dans la classe.

À la mi-novembre, nous commençons à rencontrer la panoplie de spécialistes à l'Hôpital Sainte-Justine. En orthodontie, nous apprenons que notre fille aura des problèmes avec ses dents du côté droit, où elle a reçu de la radiothérapie étant bébé. Les racines de ses dents seront plus courtes que la normale; ses dents peuvent pousser de travers; il pourrait y avoir un retard dans la sortie de ses dents d'adulte et finalement, vers l'âge de neuf ou dix ans, elle aura peut-être besoin d'une prothèse ou d'un palais pour rétablir des anomalies. Elle sera donc suivie tous les ans pour un examen complet de sa bouche. Quelles nouvelles !

Nous allons ensuite en orthophonie et la spécialiste s'aperçoit que Vickie parle un peu sur le bout de la langue. Elle nous assure que ce n'est pas un gros problème et que la position de sa langue devrait se corriger d'ici un an. Donc, nouveau rendez-vous pour l'automne prochain. Nous nous rendons en dernier lieu en ORL, en espérant qu'il n'y a pas de problème à ce niveau. Après examen tout s'avère correct, mais Fillette devra tout de même passer un test d'audition dans six mois au cas où.

Tous ces rendez-vous se sont passés en avant-midi et nous sommes heureux de retourner tôt à la maison. Nous avons dû nous lever à l'aube pour nous rendre à Montréal et la fatigue se fait sentir chez chacun. Nous faisons notre arrêt habituel au restaurant McDonald de la Porte du Nord à Saint-Jérôme pour dîner et faire plaisir à notre petit cœur, qui fut patiente et souriante durant ce long avant-midi.

Le 3 décembre, c'est le retour à Sainte-Justine pour deux autres rendez-vous. Nous rencontrons d'abord le psychologue avec Vickie pendant quelques minutes, puis il nous informe qu'il prendra maintenant une heure, seul avec notre fille, pour lui faire passer deux petits tests. Dominique et moi attendons près de son bureau en jasant de tout et de rien pour passer le temps. La porte s'ouvre finalement et le spécialiste nous invite à revenir. Il nous déclare que Vickie est une petite fille bien gentille et très intelligente. Tout en exhibant ses dessins, il nous mentionne qu'elle met beaucoup de petits détails dans ses créations, ce qui n'est pas commun chez un enfant de cet âge. Ensuite, il nous dit que son développement intellectuel est équivalent à celui d'un enfant de six ans et demi à sept ans alors qu'elle est âgée de cinq ans et huit mois. Il termine en disant qu'il n'aura plus besoin de la voir à l'avenir. J'en suis bien heureuse; un professionnel de moins à revoir.

Une phrase dite par un médecin il y a quelques années me revient alors à l'esprit : « Votre fille pourrait avoir un retard d'apprentissage à cause des traitements subis. » Mais ce n'est pas le cas et nous le savions déjà. D'ailleurs, ma mère m'a déjà fait remarquer son aptitude au dessin. Fillette a la main sûre lorsqu'elle dessine et le tout est bien proportionné. Peut-être héritera-t-elle du talent de sa tante Céline même si elle ne voit que d'un œil ?

Juste avant le dîner, nous allons rencontrer brièvement la travailleuse sociale. Elle ne nous apprend rien de bien nouveau à part qu'elle peut nous écrire une lettre formelle, expliquant l'absence de Dominique au travail, lorsque nous devons nous rendre à Montréal pour les différents rendez-vous de notre fille.

Enfin, les voyages en ville sont terminés pour un certain temps et nous pouvons maintenant relaxer et penser à décorer notre demeure pour le temps des Fêtes.

Noël se déroule sous le signe de la tranquillité puis le décompte de l'an 2000 débute maintenant que nous sommes en 1999. Vickie aura presque sept ans au tournant du nouveau millénaire, alors elle sera assez âgée pour s'en souvenir plus tard. J'en suis heureuse car je crois que ce passage sera tout un événement à vivre.

Vickie retourne à l'école un peu moins enthousiaste qu'au début de l'année scolaire. Elle m'avoue qu'elle n'aime pas faire la sieste de l'après-midi et n'aime pas le jour du bricolage, ce qui m'étonne assez.

Un jour, elle revient à la maison souriante et me montre une deuxième dent perdue en classe. Le soir venu, elle fait une demande spéciale à la fée des dents : celle de lui apporter une surprise plutôt que de l'argent car... « des sous, j'en ai ai déjà dans mon cochon. » Au réveil, elle est un peu déçue de ne rien trouver alors je lui signifie que la fée ne devait pas être dans les alentours la nuit passée. Ainsi, le jour même je vais faire une petite provision de surprises au Dollarama. Le lendemain matin, Fillette jubile en voyant que son vœu a été réalisé. Ce petit rien est source de bonheur autant pour la mère que pour la fille; j'aime tellement lui faire plaisir. Et que dire de son père ? Il ne passe pas une semaine sans apporter un petit présent à sa chère enfant, qui est ce qu'il y a de plus précieux au monde.

Vers la mi-janvier, j'inscris notre fille à un cours de ballet-jazz à sa demande. L'activité a lieu tous les mardis pendant une heure, avant le souper, au centre communautaire du village. Or, durant plus de quatre mois elle apprend deux chorégraphies qui seront présentées lors d'un spectacle annuel. Vickie s'amuse beaucoup avec les autres jeunes danseuses lors des pratiques et la plupart du temps je reste dans le gymnase à les regarder danser. Si je ne peux y être, c'est son père qui l'amène et regarde à son tour les talents de sa fille bien-aimée.

Le professeur m'informe un jour que Vickie se débrouille bien, qu'elle est gracieuse, qu'elle suit bien le rythme et qu'elle est disciplinée. J'avais constaté ces aptitudes chez ma fille et je sais que pour elle, son cours de danse c'est du sérieux. Elle est une enfant exigeante envers elle-même et bien faire les choses est une valeur importante à ses yeux, ce qui est tout en son honneur.

En ce 28 mai, plusieurs groupes d'enfants de différents villages participent au spectacle de danse tenu à L'Annonciation. Vickie représente celui des cinq et six ans de Labelle avec huit autres fillettes. À notre arrivée, je lui demande si elle se sent nerveuse et elle me répond par la négative. Je l'emmène rejoindre les autres enfants en coulisses pour l'habillage et le maquillage. Le spectacle commence et après quelques représentations, les petites danseuses de Labelle font leur apparition dans leurs jolis costumes flamboyants. Je suis tellement émue de voir ma fille sur la scène que j'en ai les larmes aux yeux. Les jeunes demoiselles dansent au rythme de la musique du mieux qu'elles peuvent, accompagnées de Sylvie leur professeur, et je vois Vickie regarder celle-ci afin de bien suivre le pas. C'est drôle et émouvant à la fois de voir déambuler ces petites bonnes femmes bien sérieuses et concentrées à la tâche. Dominique filme avec la caméra ces moments inoubliables dans la vie de notre petite princesse.

À la fin du spectacle, c'est le salut général et les applaudissements sont forts et prolongés. Ma mère et moi allons rejoindre Fillette à l'avant et lui offrons chacune un bouquet de fleurs pendant que Dominique continue de filmer. Vickie est d'abord surprise puis sourit et nous la félicitons de sa performance. Elle est radieuse mais fatiguée, car il est près de vingt-deux heures trente et son heure de coucher est passée depuis longtemps. Dominique la prend dans ses bras, l'embrasse et lui chuchote de petits mots à l'oreille. Miko s'approche ensuite avec sa mère Lyne et offre à son tour un bouquet de fleurs à sa compagne de classe tout en la félicitant. Nous prenons quelques photos puis c'est le retour à la maison. Notre fille ne se fait pas prier pour aller dormir, car la journée fut très bien remplie pour elle.

Le 2 juin, nous allons à Montréal pour le test d'audition et tout s'avère normal. Sur le chemin du retour, Vickie, qui a perdu une autre dent la veille, se questionne sur la fée des dents. Elle me demande si c'est moi qui apporte les surprises sous son oreiller. Même si je crains une certaine réaction de sa part, je lui dis la vérité. Elle me répond tout simplement : « J'y avais pensé. » Ensuite elle fait un lien avec le père Noël et m'affirme, un peu hésitante, que celui-ci n'existe pas non plus. Pour confirmer sa déduction, elle poursuit : « Qui est venu à la maison déguisé en père Noël quand j'étais plus petite ? » Je lui révèle alors que c'est oncle Jacques, le frère de grand-maman Brunet, qui a eu la gentillesse de venir la visiter, deux noëls de suite, pour lui faire une surprise. Elle est étonnée de ma réponse puis me sourit. Affaires classées ! semble-t-elle me dire.

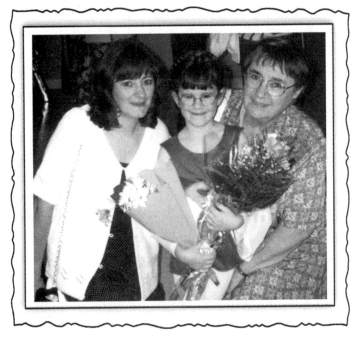

Le spectacle de danse au printemps 1999
avec maman Jocelyne et grand-maman Brunet.

Un souhait pour l'an 2000

La découverte qui sera la plus susceptible de changer nos vies d'ici 2020, ce sera la découverte de Dieu : découvrir que la Source et la Fin de notre être, c'est Dieu – Voilà la grande découverte.

Cécile Arsenault,
monastère du Carmel de Trois-Rivières

Je commence un nouveau travail à Brébeuf et Vickie n'est pas très heureuse de cela, car les vacances estivales approchent à grands pas et elle espère ne pas passer son été chez des gardiennes. Je la rassure en lui promettant que nous ferons plusieurs activités ensemble et avec ses amies. De plus, son père est en congé les lundis et il a droit à deux semaines de vacances. Le reste du temps elle se fera garder chez Céline, son ancienne gardienne, et ça fait bien son affaire.

Pour bien débuter ses vacances, nous allons tous les trois au Château de l'aéroport à Mirabel. Notre fille, qui aime particulièrement cet endroit, voulait le faire découvrir à son père. Après nous être installés dans notre chambre, nous descendons nous baigner dans la piscine. Mais ce que Fillette affectionne par-dessus tout, c'est se rendre à l'aéroport par de longs couloirs et ensuite jouer dans les grands jeux gonflables destinés aux enfants. Les avions l'intéressent un peu mais elle revient rapidement à ses jeux favoris.

Dans le courant de l'été, je l'emmène à deux reprises à La Source à Tremblant où on retrouve entre autres une piscine, une grande barboteuse avec glissade pour les plus petits et des bains tourbillon. À notre première visite, nous y allons avec Raphaëlle et sa mère Johanne et la deuxième fois avec sa copine Fannie, son cousin Mikaël et grand-maman Brunet.

Nous faisons aussi d'autres activités avec Raphaëlle et sa mère. Nous visitons ensemble le Pays des merveilles à Val-Morin et à quelques reprises nous emmenons nos filles faire du bricolage à la gare du village de Mont-Tremblant le samedi matin. Pendant ce temps, les mamans en profitent pour se prélasser sur une terrasse ensoleillée en déjeunant et en jasant de tout et de rien.

Nous allons également à la plage en famille à Sainte-Véronique ou encore à Nominingue pour une baignade appréciée par le père et la fille. L'eau est souvent trop froide pour moi, alors je m'étends au soleil pendant qu'ils folâtrent joyeusement comme deux poissons dans l'eau.

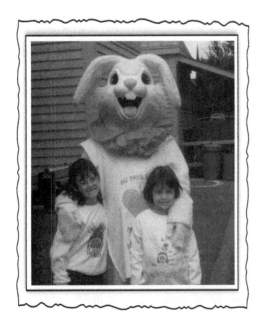

Au pays des Merveilles, Vickie et Raphaëlle.

Puis, un bon dimanche, nous montons en télécabine au sommet de la montagne à Tremblant, en admirant le paysage qui défile sous nos yeux. Parvenus en haut, Dominique nous conduit dans la nouvelle tour d'une hauteur d'une quarantaine de pieds pour contempler les montagnes des Laurentides dans toute leur splendeur. Vickie s'en lasse assez rapidement, car son idée est d'aller jouer dans le parc d'amusement en bas de la montagne, ce qui est bien normal à six ans.

Août s'amène et c'est le temps de l'examen annuel des yeux de Fillette à Sainte-Justine. Tout est beau mais comme l'ophtalmologiste ne voit pas bien en périphérie de l'œil, elle la réfère à nouveau à un rétinologue pour qu'il puisse examiner le contour intérieur, car il n'y a aucune chance à prendre. Même si elle nous affirme qu'il n'y a rien d'inquiétant, j'ai hâte d'en avoir la confirmation en septembre prochain.

La dernière activité spéciale de Vickie pour l'été est de passer deux jours de vacances avec sa grand-mère Brunet, son grand-oncle Denis et sa conjointe Louise dans un chalet à La Minerve. Notre fille est épatée de faire de la peinture avec Louise sur la grande galerie du chalet. Elles s'installent toutes les deux par terre, avec tout l'équipement de peinture, et s'affairent sérieusement à leur création. Fillette regarde dessiner Louise avec plaisir et admiration et celle-ci l'encourage à le faire spontanément. La chimie passe bien entre les deux et ces doux moments deviennent des souvenirs très heureux pour Vickie. Et depuis qu'elle a appris que le mauve et le bleu pâle étaient les couleurs favorites de Louise, elle ne veut porter que des élastiques de ces couleurs dans ses cheveux.

C'est bientôt la rentrée scolaire et notre fille est fébrile à l'idée de préparer son party. Comme à la fin juin elle avait été invitée chez Miko à un party de fin d'année, elle désirait en faire un également. Son père lui a plutôt proposé d'inviter ses amis à la fin août, à l'occasion de la rentrée scolaire. Vickie avait donc accepté l'idée et rien ne l'aurait fait oublier cette fête.

Nous organisons donc une épluchette de blé d'Inde avec son accord. La tâche de Dominique est aux chaudrons à faire cuire le maïs et les *pogos* pendant que je m'occupe de l'animation et du bon déroulement de la fête. Une dizaine de jeunes convives sont présents et six parents sont également de la partie. Les enfants mangent et s'amusent ensemble et lorsque je décèle un temps mort, j'organise des jeux où les gagnants remportent de petits prix. À la tombée du jour, notre fille est bien contente de sa journée et a maintenant hâte d'aller à la « vraie » école et d'apprendre à lire et à écrire.

La reprise des classes se fait progressivement et Vickie aime bien son nouveau professeur Sylvianne. Lorsque je rencontre celle-ci pour la remise du premier bulletin, elle m'informe que ma fille apprend facilement les matières et qu'elle n'est pas inquiète du tout pour elle.

Les cours de ballet-jazz sont également recommencés et comme Fillette a tenu à continuer cette activité, nous l'encourageons et l'accompagnons comme l'an dernier.

Nous voilà déjà au 15 septembre et c'est le moment du rendez-vous avec le rétinologue à Montréal. Encore une fois les nouvelles sont bonnes, nous en sommes tous bien heureux et la vie est belle. Toutefois, le répit d'hôpital n'est pas bien long car, le 22 novembre, c'est la rencontre avec les différents spécialistes à Sainte-Justine : orthophoniste, orthodontiste et médecin en clinique cranio-faciale.

L'orthophoniste constate que son léger problème d'articulation est toujours présent et décèle une certaine difficulté avec sa déglutition. Sa langue se positionne mal lorsqu'elle parle et ceci la fait parfois zézayer. C'est bien mignon lorsque l'enfant est jeune mais de moins en moins par la suite. Elle nous donne donc une ordonnance dans le but de référer notre fille à l'orthophoniste de l'école. Sans tarder, Vickie est reçue par celle-ci et elle lui donne des exercices à faire à la maison. D'abord elle doit avaler de l'eau la bouche complètement fermée et ensuite elle doit lire des mots contenant la lettre « s » sans les prononcer comme des « z ». Je fais ce dernier exercice présenté sous forme de jeu avec elle plusieurs fois par semaine et je constate rapidement les résultats, car Fillette devient plus consciente de son léger zézaiement. Les problèmes disparaissent finalement après quelques mois d'exercices.

C'est maintenant les vacances des Fêtes et notre fille sait convenablement lire et écrire en lettres détachées. Elle aime bien lire de petites histoires avant de dormir ou encore à son réveil. Nous passons des fêtes assez tranquilles et pour le passage à l'an 2000, nous regardons simplement le dernier spectacle de Céline Dion à la télévision avant son retrait pour quelques années. Vickie me demande alors si elle peut veiller afin de le regarder au complet. J'acquiesce bien sûr à sa demande, mais notre petite chatte s'endort sur le divan vers vingt-trois heures. Dominique cogne des clous à son tour, car il a travaillé et s'est levé très tôt en matinée. Nous n'avions rien planifié à l'extérieur en cette veillée du jour de l'An, alors nous relaxons calmement dans notre chez-nous. Et si un bogue survient comme les médias en ont annoncé la probabilité, nous serons en sécurité et à la chaleur car nous chauffons notre poêle à bois au sous-sol.

Minuit arrive en toute quiétude, sans branle-bas ni autre forme d'un quelconque événement catastrophique. Regardant le ciel, je pense à notre fille en souhaitant que ses problèmes de santé disparaissent à jamais tout comme les années 1900. En allant noter ces mots dans le cahier de la petite enfance de Vickie, je remarque qu'il ne me reste plus que trois pages. Ça ne fait rien car à présent elle est assez âgée pour se rappeler ses futurs souvenirs.

Le train-train quotidien reprend son cours; l'école et la danse pour Fillette et le travail pour nous. Un gros rhume, que notre petit cœur endure depuis quelques jours, dégénère en otite et elle doit prendre des antibiotiques. Vers la fin de la prise des médicaments, elle m'avoue qu'elle est... tannée d'aller à l'école. Comme je la vois fatiguée, je lui propose de rester à la maison mais elle refuse car pour elle c'est impensable de manquer l'école pour seulement de la fatigue.

À la Saint-Valentin, elle s'applique consciencieusement dans sa chambre à nous préparer une carte et à écrire un texte de son cru. Ses mots nous touchent beaucoup et nous surprennent tout à la fois, tant elle exprime si bien son amour pour nous, ses parents. Vickie adore nous faire plaisir et confectionne souvent toutes sortes de petites attentions pour l'un ou l'autre. Par exemple, elle laisse un petit dessin, accompagné d'un mot, sur les vêtements de travail de son père au sous-sol et celui-ci le retrouve avant son départ le lendemain à l'aube. Tantôt elle lui souhaite une bonne journée, tantôt elle lui dit qu'elle va s'ennuyer de lui. Ces petits gestes sont des cadeaux qui n'ont pas de prix pour nous.

Nous voilà à la semaine de congé scolaire, fin février, et j'en suis bien heureuse pour ma fille car elle pourra se lever un peu plus tard le matin et ainsi se reposer. Elle refera le plein d'énergie pour continuer l'école jusqu'aux grandes vacances.

Alors que nous bricolons ensemble, je remarque que l'asymétrie du visage de Vickie commence à paraître; le côté droit de son visage est un peu plus creux que le gauche. Ça me fend le cœur de voir cela mais je ne lui en souffle mot pour ne pas l'apeurer maintenant. J'en parle à Dominique, qui perçoit la différence lui aussi. Les paroles de la femme médecin en clinique cranio-faciale me reviennent à l'esprit : « Si l'asymétrie devenait trop évidente, elle devra subir une opération qui consiste en une chirurgie de reconstruction où nous prendrons des muscles ailleurs sur son corps pour remodeler sa joue et sa tempe. » Cela me terrifie en pensant aux douleurs et au stress que ma pauvre fille devra peut-être endurer un jour.

Par un matin de tempête de neige, nous nous préparons à fêter l'anniversaire de Vickie. Selon ses souhaits, nous irons avec ses amies à la Jungle magique de Saint-Faustin, bâtie sur le site d'une station de ski située à une quarantaine de kilomètres de chez nous. Dans ce lieu nous retrouvons plusieurs jeux intérieurs pour les enfants, allant des glissades dans des tunnels aux piscines à balles. Cet endroit est aussi une garderie où de jeunes adultes surveillent les enfants confiés par leurs parents partis faire du ski. J'ai donc réservé le forfait pour huit enfants qui consiste, en plus de l'accès aux jeux, à fournir un gâteau d'anniversaire, du jus, des chips et des chapeaux et flûtes de fête. Nous avons aussi droit à une heure d'animation avec deux clowns sur l'heure du midi.

Ainsi, en ce 15 mars 2000, la mère de Raphaëlle, mon amie Johanne et moi partageons tout le petit monde dans chaque voiture et partons au milieu des bourrasques de neige. Les filles sont joyeuses et avides d'arriver au lieu magique.

Une vingtaine de minutes plus tard, la jungle apparaît avec sa grande façade vitrée. Nous entrons et sommes accueillies par un responsable qui nous montre où ranger nos manteaux et nos bottes puis nous explique les règlements de la maison. Les enfants fébriles se rendent ensuite vers les jeux. Ils s'amusent pendant près de deux heures dans les différents jeux puis nous nous rendons à une salle où nous attendent les clowns. Nous mangeons le lunch que j'ai préparé pour l'occasion et au moment du dessert, les clowns apportent le fameux gâteau de fête en chantant : « Ma chère Vickie, c'est à ton tour, de te laisser parler d'amour... » La rengaine terminée, Fillette souffle les chandelles en faisant un vœu et toutes applaudissent. Chacune se régale à qui mieux mieux puis, la faim assouvie, nous passons à la remise des présents que les enfants ont amenés à leur copine. Je prends des photos qui immortaliseront ces doux instants de plaisir et de bonheur. Vickie est heureuse mais je la trouve un peu calme pour sa journée d'anniversaire. Peut-être est-elle intimidée à cause de toute l'attention qui est tournée sur elle ou encore est-elle un peu fatiguée d'avoir joué dans la jungle ? Je lui demande comment elle va, mais ma question l'importune devant ses amies. Elle me répond brièvement qu'elle va bien, puis elle part en vitesse rejoindre Mauly. Les clowns, qui font les pitres depuis le début, distribuent maintenant deux jetons par fille et quatre à la fêtée. Ces pièces leur permettront de jouer à diverses machines à boules pendant qu'ils maquilleront le visage de chacune selon son choix. Ainsi Vickie deviendra un chat, Raphaëlle un lapin, Mauly un singe, Fannie un autre chat, Mylène un tigre, sa sœur Myriam un clown et finalement Marie-Ève un troisième chat. Les sept amies métamorphosées retournent à la jungle vers quatorze heures; le huitième invité, le cousin Samuel qui demeure à Saint-Jérôme, est absent à cause de la tempête de neige qui sévit. Les filles profitent au maximum du temps qu'il leur reste car ce sera bientôt le retour à la maison.

Au moment de notre départ, vers seize heures, les clowns offrent à chaque fillette un ballon à l'hélium qu'ils attachent à leur poignet afin qu'elles ne les échappent pas dans le ciel.

Vickie est bien heureuse de sa journée et me demande sitôt arrivée à la maison : « Maman, est-ce que l'an prochain je pourrai fêter mes huit ans encore ici ? »

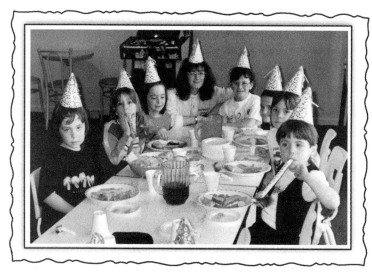

Vickie à la Jungle magique lors de son anniversaire de sept ans.
Mylène, Mouly, Marie-Ève,
maman Jocelyne, Vickie, Fannie, Myriam et Raphaëlle.

Nouvelle catastrophique

Le temps n'existe plus, l'éternité est en marche.

Guy Corneau

Au début mai, en revenant de l'école, Vickie me fait remarquer une bosse au-dessus de son sourcil gauche. Je vérifie et constate avec un certain effroi qu'elle a bien raison. Je lui demande si c'est douloureux et si elle a reçu un coup, mais je ne vois aucune ecchymose. Elle me répond : « Non maman, je ne me suis pas cogné la tête mais ça fait un peu mal si j'appuie fort sur la bosse. » Tout de suite je crains le pire à cause de ses antécédents, mais j'essaie de ne pas m'alarmer sans savoir exactement de quoi il en retourne. Dès que Dominique arrive du travail, nous lui montrons la bosse et je vois que ça l'inquiète lui aussi. Dès le lendemain je téléphone en oncologie à l'Hôpital Sainte-Justine et je reçois un rendez-vous pour le 11 mai en clinique externe. Je sais que Vickie ressent notre inquiétude, même si nous tentons de la dissimuler pour ne pas la troubler elle aussi. Elle me questionne sur ce qui va se passer, alors je lui explique calmement que le médecin de l'hôpital va l'examiner et qu'ensuite nous serons éclairés. Nous jasons ensemble encore un moment puis elle s'en va, rassurée et souriante, écouter ses émissions à la télévision.

Nous arrivons tôt à Montréal car le rendez-vous est fixé à huit heures trente. Après quelque temps d'attente, le médecin nous reçoit dans un bureau et examine notre fille. Il nous révèle que nous avons bien fait de consulter car, sans vouloir être alarmiste, cela peut être sérieux. Il remarque que le côté gauche de son visage est légèrement plus bouffi que le droit, alors je lui mentionne que l'asymétrie de son visage peut être causée par la radiothérapie reçue étant bébé. Finalement, il nous avise que Vickie sera hospitalisée le lundi suivant afin de subir des tests, dont une biopsie pour analyser la masse anormale. Elle passe ce jour-là trois radiographies qui ne décèlent rien de particulier.

Le 15 mai, Vickie est admise au département d'hémato-oncologie, aussi appelé Vidéotron, et une chambre privée au deuxième étage lui est assignée. Une infirmière nous fait visiter les lieux et nous sommes agréablement surpris de voir comment tout est bien organisé. Il y a une cuisinette pour que les parents puissent apprêter les plats favoris de leur enfant et un espace est réservé à chacun dans un réfrigérateur. Une salle de jeux fait la joie des enfants pour s'amuser et bricoler avec l'assistance d'une éducatrice. Finalement, une salle d'ordinateurs et de jeux électroniques est aménagée pour permettre aux plus âgés de passer du bon temps et de correspondre avec leurs amis par courriel. Le personnel est chaleureux, compétent et très près des enfants, ce qui est rassurant pour nous, les parents.

Fillette est hospitalisée pendant quatre jours et subit nerveusement la biopsie. Ceci consiste en un prélèvement de tissu au moyen d'une aiguille et la zone touchée est préalablement anesthésiée par une injection locale. Vickie doit également passer différents tests tels une résonance magnétique, un examen de tomodensitométrie de la tête et du thorax, une scintigraphie osseuse, une échographie au ventre et à la tête, des prises de sang et quelques radiographies. Tous ces examens sont stressants pour elle, alors je l'accompagne à chacun d'eux en lui tenant la main pour la rassurer. Notre fille est courageuse car malgré son anxiété, elle demeure calme et sourit au personnel soignant. Souvent, lorsqu'un examen est terminé, elle reçoit un petit cadeau d'une infirmière et cela lui fait bien plaisir. Le 23 mai, nous retournons à l'hôpital pour connaître le résultat des tests. L'oncologue nous informe qu'une autre biopsie sera nécessaire car la première ne démontre rien d'anormal, ce qui n'est pas concluant pour lui. Ainsi, le deuxième prélèvement est effectué le lendemain sous scanographie par une radiologiste afin d'extraire véritablement un échantillon problématique. Celle-ci doit se reprendre à trois reprises pour y parvenir et Vickie pleure en disant que ça lui fait mal. L'anesthésie locale ne fait certainement pas l'effet escompté et j'ai envie de pleurer avec ma fille tant c'est difficile à supporter. Et comme c'est pénible pour ma pauvre chouette ! L'épreuve terminée, je la prends dans mes bras et l'embrasse tendrement pour la réconforter. Son papa la console à son tour puis nous retournons à la chambre enfin soulagés.

Nous attendons jour après jour les résultats des différents examens, mais les médecins ne veulent se prononcer qu'en les ayant tous reçus. Vickie n'est nullement affectée par l'attente car elle joue au Nintendo à la salle d'ordinateurs et fait une course contre son père à Super Mario. Ils s'amusent ainsi pendant des heures au point d'en avoir mal aux pouces et je les entends rire de bon cœur. Durant ce temps, je m'occupe sur Internet lorsqu'une place est disponible.

Fillette reçoit finalement son congé le quatrième jour et nous retournons à la maison toujours dans l'incertitude, car nous n'avons pas encore reçu de résultat.

Le 29 mai, c'est le retour à la case départ à l'hôpital et nous recevons enfin des nouvelles, mais elles sont inquiétantes. Heureusement pour moi que Dominique est maintenant en arrêt de travail. Ainsi, je ne suis pas seule lorsque les résultats sont annoncés. Pendant que notre fille s'occupe dans sa salle préférée, nous apprenons qu'elle devra subir une deuxième résonance magnétique au niveau des jambes car un test a révélé une tache sur un tibia. Nous sommes très soucieux de ce nouveau problème et comme si ce n'était pas suffisant, on nous avise le lendemain qu'elle a une tache suspecte sur un poumon. La peur s'empare de nous et l'inquiétude nous assaille. Si elle avait un cancer généralisé maintenant ! Et comment ne pas remarquer que le côté gauche de son visage enfle de plus en plus et qu'une nouvelle bosse est apparue dans son cou ?

Deux jours plus tard, un nouveau médecin nous rencontre et nous informe qu'une troisième biopsie sera nécessaire car les résultats de la deuxième biopsie sont encore insuffisants. Ils devront en effectuer une autre au niveau du cou où il y a la protubérance. Il nous apprend ensuite, à notre grand soulagement, que la tache sur son tibia n'est rien d'inquiétant. Voilà une bonne nouvelle dont nous avions bien besoin. J'espère qu'il en sera de même pour la tache sur le poumon; ainsi, il n'y aura qu'un problème à régler et ce sera bien suffisant.

De retour chez nous, Vickie est de bonne humeur et ne parle pas de sa maladie. Il n'est pas question de l'envoyer à l'école dans son état, d'autant plus qu'elle a besoin de repos. Elle s'occupe donc à toutes sortes de petites activités et je passe également beaucoup de temps à jouer avec elle.

Un jour, au début de juin, elle me confie qu'il y a une voix dans ses oreilles qui lui dit : « C'est Jésus qui te parle. » Faisant mine de ne pas être trop surprise, je lui demande s'il lui raconte autre chose. Fillette devient alors mal à l'aise et hésite un moment à parler. Elle se croise les bras, fuit mon regard et soudain elle me répond rapidement : « Il y a des choses qu'il ne veut pas que je te dise » puis elle part et se dirige vers la télévision. Sa phrase me saisit mais, comme je sais qu'elle ne veut plus en parler, je ne l'importune pas. Je suis troublée par ce qui vient de se passer et j'aimerais en savoir davantage, mais je respecte sa volonté et, ma foi, la volonté de Jésus. Vickie n'a jamais été du genre à m'inventer des histoires ni à me raconter des mensonges, alors je la crois. Rapidement je fais un lien avec ses extases lorsqu'elle était bébé et je la revois toute souriante, le visage élevé afin de voir la croix. Je suis convaincue qu'il se passait là des conversations auxquelles je n'avais pas droit et voilà qu'aujourd'hui ça recommence. Cela m'inquiète beaucoup car je crains de la perdre.

Alors que nous sommes en visite chez ma mère, je lui demande si elle veut l'informer de « la voix ». Vickie lui raconte aussitôt sans hésitation que Jésus lui parle souvent dans ses oreilles et qu'il lui a même appris une chanson. Ma mère l'incite à nous la chanter si elle le désire et Fillette se met à chantonner : « Lalalala le crucifix, lalalala » en faisant bouger ses doigts, puis elle nous avoue qu'elle ne se souvient plus des autres paroles.

Je ne connaissais pas cette rengaine et je suis surprise que ma fille emploie le mot « crucifix », car c'est toujours le mot croix qu'elle utilisait auparavant.

La troisième biopsie a lieu le 8 juin sous anesthésie générale en salle d'opération. À son réveil, Vickie a beaucoup de nausées, alors elle reçoit un antinauséeux qui la fait passablement dormir par la suite. Le médecin nous confirme qu'il s'agit bien de cancer mais ils ne savent pas encore de quel type. Le pire que je craignais est maintenant devenu réalité mais malgré cette nouvelle affolante, je veux me persuader que notre fille le vaincra à nouveau. Elle l'a déjà vaincu une fois et le nom Vickie ne veut-il pas dire victoire ?

Après trois jours d'hospitalisation nous retournons à la maison pour revenir quatre jours plus tard afin de débuter au plus vite les traitements.

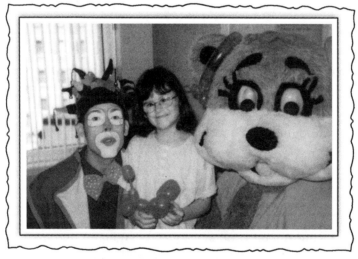

En attente des résultats
de la première biopsie à Sainte-Justine.

L'amour, le courage, la famille

Un mot nous libère de tout le poids des souffrances de la vie. Ce mot c'est Amour.

Sophocle

En entrant dans la chambre d'hôpital, ce 15 juin, Vickie voit un cadeau sur son lit et me jette un regard interrogateur en souriant timidement. Je demande à l'infirmier Claude, qui nous accompagne, si le présent est destiné à ma fille et qui l'a apporté. Il me répond nonchalamment, mais avec un sourire en coin : « Si le cadeau est sur son lit, c'est certainement pour elle. » Je comprends alors qu'il en est l'instigateur. Son geste me fait chaud au cœur car cette délicate attention fait plaisir à ma petite chatte et la rend heureuse.

Dominique et moi sommes invités un peu plus tard dans la journée à rencontrer l'équipe multidisciplinaire qui prendra soin de notre fille. Chaque membre nous est présenté par l'oncologue attitré de Vickie. Il y a la psychologue Claire, la travailleuse sociale prénommée Yolande, une pharmacienne et l'infirmière de jour. Puis nous apprenons que le cancer dont elle souffre est le rhabdomyosarcome et que ce type de cancer est très malin. Le médecin ne peut nous donner de pourcentage de survie et nous propose une chimiothérapie expérimentale à l'Irinotécan. Je suis stupéfaite; je n'en crois pas mes oreilles. J'ai la gorge nouée et le cœur qui bat la chamade. Des larmes me montent aux yeux mais je me contiens. Je regarde Dominique qui est d'un calme olympien mais je sais qu'une tempête déferle en lui. Il réussit tout de même à poser plusieurs questions et je parviens à parler un peu également. Les réponses du médecin ne reflètent pas l'espoir de guérison que nous voudrions bien entendre, mais tout ce qu'il peut nous dire c'est que le maximum sera fait pour aider Vickie. Quel cauchemar !

Nous signons le protocole de chimiothérapie et recevons toute l'information nécessaire allant des médicaments administrés aux effets secondaires que ceux-ci provoqueront. Le traitement consiste en cinq jours de chimiothérapie consécutifs suivis de deux semaines de congé et cela à répétition selon les résultats obtenus.

Le lendemain, Vickie reçoit sa première chimio en soirée et quelques heures plus tard les nausées et vomissements commencent. Pauvre petit cœur ! Nous nous sentons si impuissants à l'aider son père et moi. Quelle désolation ! Notre fille subit jour après jour ce régime sans aucune plainte. Elle s'amuse pendant le jour à différentes activités mais surtout au Nintendo avec son Papou, comme elle l'appelle, et le soir venu c'est l'épreuve des malaises puis elle parvient à s'endormir lorsque les antinauséeux font leur effet.

Le 17 juin au soir, alors qu'elle subit fortement les effets secondaires, elle me dit, les larmes aux yeux : « Maman, si tu savais comment il y a de l'amour pour toi dans mon cœur. Je t'aime. » J'ai envie de pleurer tant ses paroles me touchent. Elle souffre mais ce sont des mots d'amour qu'elle exprime. C'est incroyable ! Je la serre tendrement dans mes bras, je l'embrasse et lui dis en souriant que moi aussi je l'aime très fort. Elle me sourit à son tour malgré ce qu'elle endure.

Nous sommes tous heureux de revenir à la maison le 21 juin. Le lendemain j'emmène Vickie chez la coiffeuse, avec son consentement, pour lui faire couper les cheveux à la hauteur des épaules. Ceux-ci descendent jusqu'au milieu du dos et comme elle risque de les perdre avec la chimiothérapie, je crois que ce sera moins bouleversant pour elle si ses cheveux sont plus courts.

Le répit d'hôpital est de courte durée car deux jours plus tard, notre fille est prise de nausées et de vomissements, de fièvre et de diarrhée en soirée. Elle a de gros maux de ventre et se tord de douleur. Nous l'emmenons rapidement au centre hospitalier du village voisin et je passe la nuit avec elle. L'action ne manque pas à l'urgence et nous nous faisons déplacer à trois reprises pendant la nuit. Vickie parvient tout de même à s'assoupir et moi je somnole à ses côtés, assise sur une chaise, la tête appuyée sur sa civière.

Dominique nous rejoint tôt le lendemain matin et le médecin procède au transfert de notre fille pour l'Hôpital Sainte-Justine. Je l'accompagne en ambulance en fin de matinée et son père vient nous retrouver un peu plus tard après avoir récupéré nos valises déjà prêtes.

Fillette est isolée dans une chambre du département des maladies infectieuses au septième étage. Cela m'inquiète car j'ai peur qu'elle attrape un microbe, mais le personnel me rassure en m'informant que c'est là qu'elle est le mieux protégée.

Pendant notre première soirée, des bruits sourds se font entendre à l'extérieur. Vickie se rend alors à la fenêtre puis nous incite à venir la rejoindre. Ce sont les feux d'artifice de la Saint-Jean-Baptiste qui explosent au-dessus de la ville. Nous regardons ensemble le spectacle aux mille couleurs, un petit bonheur bien apprécié en ces jours difficiles.

Deux médecins visitent quotidiennement notre fille, soit celui du département et un oncologue du Vidéotron. Vickie passe beaucoup de temps à la salle de bain car la diarrhée et les crampes abdominales reviennent continuellement et cela de jour comme de nuit. Elle s'assoit sur la toilette en me tenant la main droite, pliée en deux et souffrante, car elle a besoin de ma présence et de mon soutien. Elle gémit comme un petit animal blessé et, accroupie près d'elle, j'ai le cœur à vif. « Pauvre petite chatte, tu fais tellement pitié. Si je pouvais donc prendre ta place ! »

Un jour, alors qu'elle est encore aux prises avec de douloureuses crampes, elle me livre : « Je vais avoir une belle place au ciel, hein maman ! » Ouf ! Mais que dit-elle là ? Je suis abasourdie mais j'approuve son propos par : « Oui, tu mériterais une très belle place avec tout ce que tu dois supporter. »

Et si c'était un secret que Jésus lui souffle dans ses oreilles et qu'elle n'a pu le retenir à cause de la douleur ? Cette idée me traverse l'esprit mais je la refuse aussitôt; il n'en est pas question.

Heureusement que la chimio donne de bons résultats et qu'elle n'endure pas tout cela pour rien. Les bosses ont complètement disparu, ce qui est de très bon augure d'après nous. Pour notre fille, c'est dans la normalité des choses de guérir après avoir reçu les soins appropriés à cette fin. Elle ne sait pas que le cancer peut être mortel et malheur à qui le lui révélerait.

Les jours s'écoulent et Fillette se porte mieux; la fièvre s'est dissipée ainsi que la diarrhée et les crampes. Après sept journées d'hospitalisation, nous reprenons donc le chemin du retour, encore une fois apaisés. Mais pour combien de temps ? Un stress s'installe en nous, ses parents, et l'inquiétude deviendra permanente.

Arrivés depuis peu dans la chaleur de notre foyer, Vickie me dit tout bonnement ceci : « Il y a trois choses importantes dans la vie : l'amour, le courage et la famille. » Encore une déclaration qui me laisse pantoise et plus je la médite, plus je pense qu'elle lui a été inspirée. Cet énoncé ne peut mieux décrire ce dont notre fille a besoin pour combattre la maladie. L'amour, qui est le plus grand baume aux vicissitudes de la vie; le courage, pour l'aider à traverser les orages auxquels elle sera confrontée; la famille pour l'épauler, la réconforter, répondre à ses besoins et l'aimer par-dessus tout. Quel sage discours pour un enfant de sept ans !

Le spectacle de danse auquel Vickie s'était préparée depuis plusieurs mois a été présenté lors de son hospitalisation mais elle ne s'en chagrine pas trop. Lorsque je lui exprime ma désolation, elle me répond que ce n'est pas bien grave et n'en parle plus.

Enfin les vacances estivales sont arrivées et malgré que notre fille ait été absente pendant les deux derniers mois de l'année scolaire, elle sera tout de même en deuxième année en septembre prochain. J'espérais bien que ce soit le cas afin qu'elle puisse retrouver ses amis de classe habituels. Son professeur me l'a confirmé lorsque nous sommes allées recueillir ses effets scolaires à l'école. Sylvianne m'a expliqué que durant les derniers mois elle fait la révision de l'année et qu'il n'y a vraiment rien de nouveau à apprendre. Puis elle m'a affirmé que Vickie est une élève qui assimile vite les matières et qu'elle n'a aucun retard sur les autres enfants. Je suis bien heureuse d'entendre cela et de savoir qu'elle sera avec les autres à son retour à l'école l'automne prochain.

La deuxième semaine de chimiothérapie débute le 8 juillet et Vickie demeurera encore à l'hôpital durant sept jours. Le même scénario concernant les effets indésirables se répète après chaque traitement et notre fille est toujours aussi courageuse et ne se plaint pas. Ainsi, toutes ses soirées sont pénibles, mais le jour elle s'en donne à cœur joie à courser contre son père jusqu'à ce qu'ils aient mal aux pouces. Pendant ce temps, j'en profite pour relaxer un peu en lisant ou encore en surfant sur Internet, car je sais que la soirée et la nuit ne seront pas de tout repos. Je dors sur la banquette destinée à un parent dans la chambre de Vickie et, comme j'ai le sommeil très léger, je me réveille chaque fois qu'un membre du personnel entre pendant la nuit pour surveiller la pompe qui injecte régulièrement du soluté dans le bras de ma fille. Dominique dort au Manoir Ronald McDonald, puis il nous rejoint tôt le matin. Parfois il me propose d'échanger nos places afin que je puisse passer une bonne nuit de sommeil mais je refuse. Pour moi c'est primordial d'être toujours auprès de mon enfant chérie.

Finalement la semaine s'achève et, malgré la fatigue provoquée par les traitements, Vickie a hâte de pouvoir profiter de la belle saison. Elle n'en profitera pas longtemps car trois jours après son retour au bercail, la fièvre refait son apparition ainsi que les affreuses crampes abdominales et les vomissements. Pauvre amour ! Elle doit donc retourner en isolement à Sainte-Justine à son plus grand désarroi.

À mesure que les aiguilles tournent, les maux s'accentuent mais la fièvre est maintenant sous contrôle. Les spasmes dans son ventre sont intolérables et ses intestins, complètement vides, n'évacuent que du sang. Son petit corps est tout crispé et je n'en peux plus de la voir souffrir ainsi. Les médecins viennent la voir et ne s'entendent plus sur le médicament à lui donner. Celui du département lui enlève son médicament contre la diarrhée et le lendemain le médecin en oncologie le lui prescrit à nouveau car, selon lui, elle doit absolument le prendre. Au bout de trois jours de cauchemar à endurer le martyre sur la toilette, les malaises s'estompent graduellement et notre pauvre petit cœur peut enfin se détendre.

L'oncologue lui donne bientôt son congé d'hôpital, mais il a une mauvaise nouvelle à nous apprendre. La chimio expérimentale ne fonctionne pas, car les bosses ont réapparu au même endroit qu'auparavant. La consternation se lit sur nos visages mais nous ne baissons pas les bras car la guerre n'est pas terminée. Le médecin nous informe qu'il établira un nouveau protocole de traitements avec ses collègues, puis nous serons contactés.

Nous retournons défaits à la maison mais bien décidés à essayer un nouveau traitement le plus rapidement possible. Toutefois il faut attendre l'appel de Sainte-Justine pour revenir à Montréal.

Vickie ne réagit pas trop à cette nouvelle; elle nous fait confiance en sachant que nous faisons tout en notre pouvoir afin qu'elle guérisse.

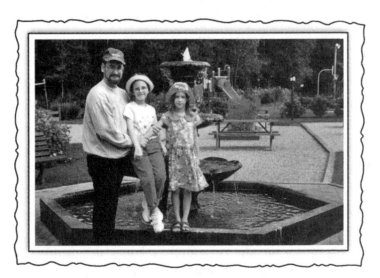

Été 2000 — papa Dominique, Vickie et Mauly.

Diagnostic effroyable

La plus grande misère au monde c'est de ne croire à rien.

Auteur inconnu

Après onze longs jours d'attente dans l'anxiété que le cancer progresse trop vite, c'est à nouveau l'hospitalisation d'une durée de cinq jours. Nous devons d'abord passer par la clinique externe pour le rituel habituel. En premier lieu, une voix au microphone appelle Vickie, lui demandant de se rendre dans le local de l'infirmière qui effectue les prises de sang. Le prélèvement est exécuté sur le bout d'un doigt, désinfecté à l'alcool, au moyen d'un poinçon. Notre fille préfère amplement cette façon à la piqûre d'une aiguille dans le pli du coude. Lorsqu'elle a choisi le doigt en question, elle prend une grande inspiration et donne le feu vert à l'infirmière avec un « Go » sec et le corps tendu. Trois échantillons sont prélevés dans de minuscules flacons, puis l'infirmière lui permet de choisir une petite marionnette à doigt pour camoufler le sparadrap et faire disparaître rapidement le mauvais souvenir. Ensuite nous retournons dans la salle de jeux et Fillette occupe son temps à faire un des bricolages proposés par l'éducatrice Véronique. Environ une heure plus tard, l'infirmière attitrée de Vickie l'appelle au poste des infirmières pour prendre son poids, ses signes vitaux et une analyse d'urine.

L'heure du dîner venue, nous nous rendons au casse-croûte chercher des victuailles puis nous retournons à la clinique et cherchons un coin tranquille pour manger. Notre faim assouvie, je me rends avec ma fille dans la salle de jeux et nous occupons notre temps à des jeux de société tandis que Dominique demeure dans le petit coin repas à relaxer un peu. Il viendra nous rejoindre un peu plus tard.

Dans le courant de l'après-midi, nous sommes finalement appelés au bureau du médecin. Celui-ci procède à l'examen habituel puis nous confirme l'admission afin de débuter les nouveaux traitements. Nous retournons ensuite dans la salle en attendant de recevoir les papiers pour l'hospitalisation. Vers la fin de l'après-midi, quand tout est réglé, nous pouvons monter au deuxième étage du Vidéotron, là où les jeunes patients sont traités.

Le lendemain, Dominique et moi rencontrons plusieurs membres de l'équipe soignante pendant que Vickie regarde la télévision dans sa chambre. Les propos du médecin sont très sombres et nous écoutons ses paroles avec une frayeur évidente. Il nous explique bien calmement que notre fille a peu de chances de s'en sortir, mais qu'ils feront tout leur possible pour l'aider. Il nous présente ensuite le protocole conventionnel de chimiothérapie qui a été retenu. Il se nomme Vac Alone et consiste en l'administration de trois médicaments, nommés Vincristine, Actinomycin et Cyclophophamide, en quatorze cycles de trois semaines chacun. À la première semaine du cycle, Fillette sera hospitalisée après avoir passé les différents petits tests en clinique externe, puis elle recevra ses doses de chimiothérapie en soirée. Si tout va bien, son congé sera signé dès le lendemain en début de soirée. Les deux semaines suivantes, elle recevra seulement de la Vincristine en clinique externe à Sainte-Justine, ce qui nous amènera à faire régulièrement des allers-retours à Montréal. Les effets secondaires seront des nausées, des vomissements, de la fièvre et la perte des cheveux. De plus, la Vincristine, qui est nocive pour les muscles, pourrait faire boiter Vickie mais la claudication disparaîtrait avec l'arrêt de ce médicament à la fin du traitement. Puis, à certaines périodes entre les cycles, notre fille devra repasser des examens approfondis : tomodensitométries, scintigraphies osseuses, résonances magnétiques et radiographies pour un bilan sommaire afin de voir comment le traitement agit.

Après toutes ces explications, nous posons encore quelques questions au médecin puis nous rejoignons notre amour les épaules bien lourdes mais cachant nos états d'âme.

Vickie se porte bien et sourit en nous voyant arriver. Elle demande aussitôt à son père de jouer avec elle au Nintendo. Un peu de plaisir avant l'épreuve ne peut qu'apporter du bienfait. J'en profite de mon côté pour téléphoner à ma mère et lui demander un service assez spécial, celui de trouver un prêtre qui pourrait venir à la maison pour prier sur notre enfant et cela le plus rapidement possible, car c'est d'une extrême urgence. Comme les médecins ne sont pas optimistes, je veux faire appel en haut lieu pour obtenir sa guérison. Après avoir expliqué à ma mère l'expertise du médecin, elle m'affirme qu'elle fera tout le nécessaire pour trouver un ministre de Dieu. Je suis un peu rassurée en la quittant et je m'accroche à cette idée pour continuer à croire à un miracle possible. Je vais ensuite retrouver mes joyeux lurons, amateurs de jeux interactifs, en essuyant mes larmes et en tentant de reprendre un air serein.

La journée se passe paisiblement malgré tout et c'est après le souper du lendemain que débute le premier cycle de chimiothérapie administrée, elle aussi, par perfusion intraveineuse. Un antinauséeux est donné juste auparavant par les veines également, puis deux autres sont prescrits après la fin du traitement. Pendant ce temps, nous jasons ensemble, nous jouons aux cartes et nous regardons la télé. La veillée passe lentement et je prie intérieurement pour que les effets secondaires soient légers, voire absents pour notre petite chatte. Mais c'était trop beau pour durer et les malaises apparaissent comme une bourrasque suivis des vomissements peu de temps après. Les efforts pour vomir sont incroyablement ardus et c'est très exténuant pour notre pauvre fille. Un infirmier lui apporte un autre antinauséeux, mais il semble ne faire aucun effet car les haut-le-cœur sont toujours présents. Un léger répit puis son petit cœur veut à nouveau sortir de sa poitrine. Comme l'infirmier trouve cela anormal, il appelle un médecin résident qui arrive peu après. Celui-ci lui prescrit un nouvel antinauséeux qui s'avère encore inefficace et le même scénario se répète, au grand dam de Vickie. Elle est pâle, affaiblie et à bout de forces. Son père et moi sommes découragés, inquiets, nerveux et impuissants. Mais quand cela va-t-il cesser ? Seigneur aide-la, je t'en prie ! Je n'en peux plus moi-même alors j'imagine pour Vickie, mon pauvre trésor. Il est près de minuit lorsque la tempête s'apaise et sitôt elle s'endort dans un sommeil profond. Enfin ! Merci mon Dieu !

Dominique part se coucher au Manoir et je tente de lire un peu pour relaxer et me changer les idées, mais les larmes brouillent les mots et je ne peux les empêcher de couler. Je me couche en espérant m'endormir rapidement après cette journée éprouvante pour nous tous mais cauchemardesque pour notre petit cœur d'amour.

Le surlendemain, soit le 4 août, Fillette reçoit son congé mais avant de partir, l'infirmière doit lui installer un cathéter, communément appelé « insuflon », sous la peau au niveau de son bras. Ceci nous permet de lui administrer quotidiennement, pendant deux semaines, du G-CSF avec une seringue. Ce produit a pour effet d'accroître la production de globules blancs que la chimiothérapie détruit et dont le système a besoin pour se défendre des microbes.

Nous retournons finalement à Labelle en espérant que le stress s'estompera pour nous trois et que nous pourrons nous reposer confortablement dans nos pénates. Dès notre arrivée, Vickie va flatter son chat Frimousse qui se roule par terre, heureux de la revoir, pendant que la Puce me fait mille et une façons car elle est tout excitée de nous revoir.

Trois jours plus tard, ma mère arrive chez nous en compagnie d'un prêtre, à mon grand bonheur, après nous en avoir avisé auparavant. Elle fait les présentations d'usage car nous ne le connaissons pas. Il se nomme Alain et il est le nouvel aumônier au pénitencier de La Macaza, petit village voisin du nôtre. Nous parlons ensemble quelque temps puis, discutant un peu avec Vickie, il lui demande si elle connaît le *Notre Père*. Je la vois bien fière de lui répondre par l'affirmative. Il nous propose de la réciter tous ensemble, ce que nous faisons aussitôt, puis il enchaîne en récitant une brève prière tout en donnant l'onction des malades à notre fille et en lui traçant une croix dans le front avec l'huile sainte. Le rituel terminé, nous jasons à nouveau puis il propose à Fillette de faire sa première communion si cela l'intéresse. Elle me regarde d'abord surprise, puis lui répond oui en souriant. Alain la questionne à savoir si elle connaît la différence entre le bien et le mal et en discute avec elle.

Par la suite, nous parlons de l'endroit où pourrait avoir lieu la cérémonie et pensons à trois options possibles, soit à l'église de Labelle, à la chapelle de La Macaza ou simplement à la maison. Le prêtre nous propose d'y réfléchir et de l'aviser ultérieurement.

Nos visiteurs partis, Vickie m'exprime sa joie à la pensée de faire sa première communion et m'avoue qu'elle trouve Alain bien gentil. Nous pesons le pour et le contre des différents lieux et laissons à notre fille la décision finale pour lui faire plaisir. Après mûre réflexion, c'est à la chapelle qu'elle choisit de communier pour la première fois.

Le 9 août, nous faisons un voyage à Montréal afin que Fillette reçoive sa petite chimio, comme nous la nommons, soit la Vincristine. Trois cent trente kilomètres à faire pour une seule injection mais nous préférons venir à la clinique externe de cet hôpital. Le médecin nous avait déjà informé qu'il était possible qu'elle reçoive ce médicament dans notre région mais nous sommes plus confiants ainsi, du moins pour le début, et nous verrons par la suite.

Le lendemain matin, je constate que Vickie a une forte fièvre à son réveil. Elle est tellement déçue et pleure, car elle sait trop bien ce qui l'attend. Je suis aussi désappointée qu'elle et si je ne me retenais pas, je pleurerais avec elle. J'essaie de la consoler en lui disant que je comprends très bien qu'elle soit si triste mais que nous n'avons pas le choix de nous rendre à Sainte-Justine. En effet, nous avons été avisé qu'avec une fièvre de 40 °C pendant quatre heures d'affilée ou encore une fièvre dépassant les 40 °C, nous devions nous rendre de toute urgence dans un hôpital. Son système immunitaire rendu déficient par la chimio, il peut être très dangereux pour notre fille d'attraper un virus. Je prépare donc les valises pendant que Fillette trie ses jouets à apporter et que Dominique s'occupe de fermer la maison et de charger la voiture. Nous voici encore sur la route pour une énième fois. Vickie est hospitalisée pendant quatre jours, le temps que la fièvre disparaisse et que les tests réfutent un problème viral.

Trois jours après notre retour, nous revenons à la case départ car c'est déjà le moment de la deuxième petite chimio à Sainte-Justine. Heureusement que Vickie est maintenant plus patiente en voiture et avant chaque départ, elle choisit des jouets pour passer le temps dont son Game Boy, qu'elle n'oublie jamais. En revenant à Labelle, nous faisons notre traditionnel arrêt au restaurant McDonald de Saint-Jérôme pour le plus grand plaisir de notre belle chouette.

Il y a quelque temps, Vicky a commencé à perdre ses cheveux. Tous les matins j'en enlève une poignée sur son oreiller en tentant de lui dissimuler la quantité afin que cela ne la perturbe pas trop. Un beau matin, elle m'annonce : « Lorsque je n'aurai plus de cheveux, je ne jouerai plus avec mes amis.» De toute évidence, elle ne veut pas qu'ils la voient chauve et son attitude est compréhensible, mais j'espère qu'avec le temps elle changera d'idée.

Un soir, je décide de lui laver la tête pendant qu'elle prend un bain. Mon idée est terrible car même si je frotte doucement, ses cheveux se détachent et j'en ai plein les mains. De plus, ils s'emmêlent tellement qu'il se crée une grosse boule dure derrière sa tête. Je suis affolée devant cette horreur mais je ne dis mot. Comme je ne parviens pas à démêler la masse, je dois prendre les ciseaux et la couper. Je ressens alors une répulsion, non pas de ma fille, mais de cette chimio qui est en train de la métamorphoser et j'ai envie de hurler tellement ça me fait de la peine.

Le bain terminé, j'aide Vickie à sortir de l'eau en prenant bien soin de camoufler l'amas de cheveux dans une serviette. Elle se rend compte qu'elle en a perdu beaucoup mais comme il lui en reste un peu, elle n'est pas traumatisée comme je le craignais. En fait, je vois tout le fond de sa tête et il ne lui reste plus que quelques cheveux épars.

Par une belle journée ensoleillée, Dominique et moi emmenons notre fille et sa copine Mauly visiter une ferme de La Macaza. Les animaux que les deux préfèrent sont les chatons et elles s'en donnent à cœur joie, les flattant et s'amusant avec eux. Nous allons ensuite à un petit terrain de jeux, à la demande de Vickie, et là encore les deux complices ont bien du plaisir ensemble. Je surveille Fillette du coin de l'œil car elle n'est pas très forte et j'ai peur qu'elle se blesse. Je sais que je suis mère poule mais j'arrive tant bien que mal à maîtriser mon inquiétude même si le cœur me chavire de temps à autre.

Mauly ne fait aucun cas de sa perte de cheveux, mais je suis certaine qu'elle l'a remarquée, car c'est visible même si Vickie porte un chapeau. Mauly est une petite fille enjouée, sensible et attentionnée. Je sais qu'elle ne veut pas faire de peine à son amie.

Dominique décidera un peu plus tard de se raser complètement la tête pour être solidaire de sa fille. Celle-ci, d'abord surprise, est bien heureuse de la complicité de son père.

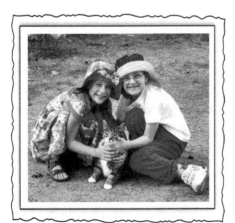

Printemps 2000.
Vickie avec sa grande
amie Mauly.
Toutes deux affectionnent
particulièrement les chats.
Vickie commence
à perdre ses cheveux.

Un heureux sacrement

Chaque jeune porte un projet divin inscrit à l'intérieur de lui-même.

Jean-Paul II

Journée spéciale en ce 21 août car notre grande fille fait sa première communion. Ma marraine et son conjoint sont venus pour l'occasion et ma mère est également présente ce jour-là. La cérémonie est simple mais combien touchante et Dominique filme une partie de la messe avec sa caméra. Le prêtre invite Vickie à servir la messe et la rassure en lui disant quoi faire au fur et à mesure. Il commente ses gestes tout au long de la célébration afin qu'elle comprenne le sens des rituels. Il la questionne de temps à autre et elle lui répond sobrement en souriant. « Sais-tu ce que représente l'eau que je verse dans le vin ? » « L'eau c'est la

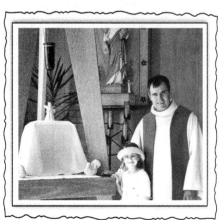

Vickie à sa première communion en août 2000 avec l'abbé Alain Ferron.

vie », lui répond-elle. Au moment de la communion, Alain présente l'hostie à Vickie. Je la regarde l'amener délicatement à sa bouche, pencher la tête légèrement puis manger l'hostie. Elle est sérieuse et paraît bien concentrée. À la fin de la messe, Alain nous apprend une chanson joyeuse pour célébrer l'événement et il montre à son enfant de chœur des pas de danse pour accompagner la chanson. Je suis émue de voir Vickie chanter et danser à l'avant avec Alain; j'en ai les larmes aux yeux. Et je ne peux m'empêcher de penser à tout ce qu'elle a supporté depuis le début de sa maladie et à ce qui l'attend encore. Les larmes coulent malgré la chanson joyeuse et je n'arrive pas à les contenir.

Nous prenons quelques photographies à l'extérieur de la chapelle puis nous nous rendons à la maison pour la petite fête. Mylène et Myriam arrivent quelques minutes plus tard. Ce sont deux sœurs qui sont dans la classe de Vickie et je les ai invitées afin que notre fille puisse s'amuser

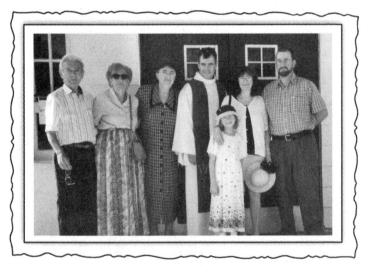

La première communion de Vickie
à la petite église de La Macaza.

avec des jeunes de son âge. Quelques autres jeunes avaient été invités, mais c'était impossible pour eux de se joindre à nous. Dominique ouvre une bouteille de champagne puis nous mangeons le gâteau de première communion qui est décoré pour l'occasion. Le soir venu, notre fille est satisfaite de sa journée et bien heureuse de savoir qu'elle pourra maintenant communier lorsque nous irons à la messe.

Dès le lendemain, Vickie reçoit sa deuxième chimiothérapie Vac Alone et après la troisième journée à Sainte-Justine, nous retournons à la maison. Quelques jours plus tard, la fièvre fait son apparition et elle doit encore être hospitalisée; ce qui désole le plus notre fille, c'est de rater sa rentrée scolaire. Heureusement que nous étions à la maison lors de la venue du photographe à l'école, le 26 septembre, car Vickie tenait beaucoup à faire partie de la photographie de groupe. Cela lui démontre son appartenance à sa classe, même si elle va rarement à l'école.

Entre-temps, elle a reçu sa troisième chimiothérapie et a dû passer différents examens. Puis, lors de sa petite chimio, elle a dû recevoir une transfusion sanguine car la rareté de ses globules rouges entraînait une grande fatigue, sans parler de son teint d'une blancheur cadavérique. Je n'aime pas qu'elle reçoive du sang à cause des risques de contamination, mais le médecin m'a rassurée sur le sujet et je sais pertinemment qu'elle en a besoin pour avoir plus d'énergie donc une meilleure qualité de vie.

Notre ange s'est habitué à ne plus avoir de cheveux et elle porte toujours un chapeau à l'extérieur de la maison. Elle va à l'école lorsqu'elle n'est pas neutropénique, c'est-à-dire lorsque ses globules blancs sont suffisants pour que son système immunitaire soit normal. Cela équivaut à plus ou moins quatre jours de présence par mois, ce qui est très peu. Ainsi, dès septembre, j'ai fait la demande pour qu'un professeur vienne à la maison quelques heures par semaine, afin qu'elle ne rate pas son année scolaire et nous attendons la réponse.

Comme Dominique doit recommencer à travailler et que nous sommes maintenant moins inquiets face à l'administration de la petite chimio, Vickie la recevra désormais à l'hôpital de L'Annonciation, situé à quinze minutes de chez nous. Cela nous épargnera beaucoup de temps et de déplacements à Montréal. L'infirmière de Sainte-Justine, rattachée au protocole, a fait le nécessaire en contactant une consœur de l'hôpital de notre région qui s'occupera personnellement de notre enfant. Or, le 29 septembre, nous faisons connaissance avec Dominique, sa nouvelle infirmière, que nous trouvons vraiment gentille et attentionnée.

Le 5 octobre, pendant que nous attendons à la clinique externe de l'Hôpital Sainte-Justine, j'entends des gens parler de la Fondation canadienne Rêves d'Enfants. Cet organisme permet à des enfants dont la vie est en danger de réaliser leur rêve. Des mamans parlent entre elles du rêve accompli par leur enfant ou à venir. Comme le sujet m'intéresse grandement pour Vickie, je m'immisce dans la conversation et leur demande des renseignements. Aussitôt elles me donnent les coordonnées et m'encouragent à contacter la fondation.

Lorsque Vickie est finalement hospitalisée pour sa chimiothérapie et rendue à sa chambre, je lui parle de l'organisme et l'incite à penser au rêve qu'elle aimerait réaliser. Elle est bien surprise et ravie de la nouvelle. Elle me demande de lui suggérer des idées, ce que je fais, tout en lui expliquant que le choix lui revient.

Lors du séjour des enfants en oncologie, des massothérapeutes les visitent et leurs font des massages dans leur lit au son d'une musique qu'ils ont préalablement choisie. Fillette aime beaucoup se faire masser les jambes et les pieds et me demande, chaque fois qu'elle est hospitalisée, si Lise viendra la voir. Or, un jour d'octobre, la massothérapeute vient voir notre fille accompagnée d'une stagiaire. Elle s'appelle Hélène, est elle-même massothérapeute, et elle suit un cours spécial pour apprendre à masser les enfants malades. Après le massage bienfaisant fait à Vickie, Hélène nous explique qu'elle habite dans notre région, soit à Saint-Jovite. Elle nous demande la permission de venir masser notre fille à la maison pour son stage, car elle veut devenir massothérapeute bénévole pour Leucan. Quelle belle chance pour Vickie, elle qui aime tellement cela ! Hélène s'amène donc chez nous, au grand plaisir de notre fille, et le courant passe très bien entre elles. Parfois, après le massage et lorsque le temps le lui permet, elles jouent aux cartes ensemble ou encore elles font du bricolage ou de la peinture. Vickie a toujours hâte à la visite de son amie Hélène.

Leucan est un organisme qui vient en aide aux enfants atteints de cancer et à leur famille. Or, dès que nous avons reçu l'atroce diagnostic, nous avons été approchés par l'organisme. Un rendez-vous a aussitôt été fixé à leurs bureaux, voisins de l'hôpital, afin de recevoir de plus amples informations sur les ressources disponibles. Nous avons donc appris ce jour-là que l'organisme pouvait aider à défrayer un pourcentage des frais de déplacement et d'hébergement selon le revenu familial. Il va sans dire que cette aide est la bienvenue car les dépenses sont parfois considérables lorsqu'on a un enfant malade.

Leucan organise également maintes activités pour les jeunes et défraie le coût du salaire de l'éducatrice à la salle de jeux de la clinique externe d'oncologie. De plus, il aide grandement à la recherche contre le cancer et fournit plusieurs autres services et activités spéciales qu'il serait trop long d'énumérer ici.

Avant de quitter les lieux, la responsable du service aux familles a offert à Vickie de choisir un couvre-chef parmi plusieurs modèles. Notre fille a opté pour un chapeau en denim et depuis qu'elle a perdu ses cheveux, elle ne sort jamais sans celui-ci.

Le 14 octobre, une dame de la Fondation canadienne Rêves d'Enfants vient nous rencontrer à la maison. Elle apporte des cadeaux à Vickie, soit un chandail et un lion en peluche avec l'emblème de l'organisme. Notre fille a fait son choix de rêve après plusieurs hésitations et questionnements. Elle a opté pour une salle de jeux au sous-sol avec une porte qui peut se verrouiller. Je lui ai déjà parlé d'un voyage à Disney World en Floride mais elle a refusé, prétextant qu'elle a peur de l'avion. J'ai alors tenté de la rassurer mais elle n'a pas changé son idée. Ainsi, lorsqu'elle mentionne son choix à la dame, celle-ci lui dit de bien réfléchir. Elle lui parle à son tour de Walt Disney World et de toutes ses féeries, mais notre fille reste hésitante. La dame continue à lui décrire la magie de Disney et soudain Vickie nous déclare : « Je choisirais ce rêve-là si Mauly venait avec nous. » Son commentaire m'étonne, car elle ne m'en a jamais parlé auparavant. La dame nous informe alors qu'étant enfant unique, elle a le droit d'amener une amie. Nous sommes agréablement surpris de son affirmation et très heureux de l'entendre. Je lui mentionne néanmoins un petit obstacle qui se résout rapidement. Ni

Dominique ni moi ne parlons anglais. « Pas de problème, nous dit-elle, vous pouvez amener un interprète avec vous; que ce soit un membre de la famille ou pas, peu importe. »

Dès qu'elle nous quitte, Vickie nous répète qu'elle ira à Disney World seulement si Mauly nous accompagne; elle y tient mordicus. J'espère donc en moi-même que ses parents accepteront de la laisser partir avec nous.

Je ne tarde pas à leur téléphoner en leur priant de bien vouloir passer chez nous car nous avons quelque chose d'important à leur parler. Après avoir expliqué le projet, je dis à la mère de Mauly que je comprends bien qu'ils puissent être inquiets de la laisser partir. Elle me répond qu'elle nous fait confiance car elle nous connaît un peu et que ce serait bien dommage de laisser passer cette chance autant pour sa fille que pour la nôtre. Alors elle accepte et son mari également. Lorsque j'annonce la nouvelle à Vickie, elle est heureuse comme un poisson dans l'eau.

Maintenant, il faut trouver notre accompagnateur bilingue. Je fais une liste des quelques personnes bilingues susceptibles de se joindre à nous puis je demande à ma fille de la choisir, car c'est son rêve que nous préparons. Elle choisit Hélène et je la seconde dans son choix en pensant que Vickie a un bon discernement, car c'est une femme sympathique et nous nous entendons bien avec elle. Va pour Hélène !

Lorsque celle-ci arrive à la maison le lendemain pour lui faire un massage, elle est bien étonnée de notre proposition et n'hésite pas un instant à accepter. Le grand sourire de Vickie démontre à quel point elle est heureuse du dénouement. Comme ça fait du bien de bonnes nouvelles ! À chacune de ses visites, nous en profitons pour parler du voyage et des différentes attractions. Hélène a apporté un livre de Disney World et c'est à partir de celui-ci que nous élaborons l'itinéraire des sites les plus intéressants à découvrir.

Le 20 octobre, une autre transfusion sanguine est requise pour Fillette et c'est Dominique, l'infirmière, qui installe l'attirail à cette fin après l'administration de la petite chimio. Heureusement qu'elle se sert de la même veine, car c'est de plus en plus difficile d'en trouver une propice à piquer sur les mains. Ses veines, amincies par les médicaments très forts, éclatent fréquemment et l'infirmière doit piquer encore et encore, au grand désarroi de Vickie et du mien et cela, souvent sans qu'un analgésique soit appliqué auparavant. Notre petit cœur prend alors une grande inspiration et donne le feu vert pour la piqûre en lançant son « Go » habituel en serrant les dents. Elle ne pleure pas mais grimace de douleur tout en fixant l'aiguille du regard, car elle espère voir le sang gicler au plus vite dans la seringue. J'observe le déroulement en retenant mon souffle et je suis aussi crispée que ma fille. « Mon Dieu, que cette veine soit la bonne... »

Le personnel, toujours aimable et attentionné, récompense le courage de Vickie en la gâtant. Tantôt Marianne, qui travaille à la pharmacie de l'hôpital, lui apporte un cahier à colorier et des crayons pour passer le temps, tantôt Gaston, un infirmier, lui donne un petit cadeau qu'il a acheté d'un organisme pour les encourager. Dominique lui offre un toutou, une autre lui présente des bonbons et même un monsieur âgé, sous chimiothérapie, lui apporte un jour un petit oiseau en bois qu'il a confectionné lui-même dans son atelier. Tous sont touchés par son état et, je crois, par son sourire et sa gentillesse.

L'automne se résume aux traitements à Montréal et à L'Annonciation et aux visites d'un professeur à la maison à raison de trois heures par semaine depuis le 2 octobre. Elle va très peu à l'école et s'ennuie beaucoup de ses amies. Lorsque nous sommes chez nous, Vickie a toujours hâte à la venue de son professeur Valérie, jeune femme douce et aimable, à laquelle elle s'attache rapidement.

Le jour de l'Halloween, il fait une température au-dessus de la normale et rien n'empêcherait notre fille, déguisée en petite Indienne, de quêter aux maisons avec son amie Mauly, qui fait office de bouffon, pour amasser des friandises. Je les accompagne en voiture pour les surveiller mais aussi pour éviter à Vickie de trop se fatiguer en marchant de longues distances. Au retour, les filles étalent leurs trésors sur la table de cuisine, les trient et les comparent en riant et en se remémorant différentes anecdotes survenues lors de leur tournée. Elles sont lasses quoique encore fébriles et heureuses.

Le 9 novembre, elle doit recevoir une autre transfusion sanguine, car elle n'a pas beaucoup d'énergie et elle est très blême. Par contre, elle ne fait plus de hausse de température depuis le début septembre et par conséquent, nous passons plus de temps à la maison, à notre grande satisfaction. Nous continuons donc de croiser les doigts en espérant que ça continue.

Les préparatifs du voyage vont bon train et nous calculons le nombre de jours avant le grand départ. Vickie reçoit sa sixième et dernière chimiothérapie à Sainte-Justine avant le jour J. Elle est heureuse d'y retourner pour revoir le personnel qu'elle aime bien et leur parler de son rêve qu'elle vivra très bientôt avec sa meilleure amie.

Son rêve d'enfant

On choisit parmi les rêves ceux qui nous réchauffent le mieux l'âme.

Jean Cocteau

Le 1er décembre est une journée très occupée, car c'est ce soir que nous partons pour coucher au Hilton à Dorval. En plus des derniers préparatifs à effectuer, nous devons nous rendre en début d'après-midi à l'hôpital afin que Vickie reçoive sa deuxième dose de Vincristine. Ses veines, toujours fragiles, éclatent à plusieurs reprises, au grand découragement de l'infirmière. Celle-ci est bien soulagée lorsque je lui apprends que ce sera la dernière fois qu'elle dardera ainsi les mains de notre fille car dès notre retour de voyage, Vickie sera opérée pour se faire installer un « port-o-cath ». Il s'agit d'un cathéter qui sera inséré sous la peau, en bas de la clavicule gauche, et connecté directement à une veine. C'est donc par cet endroit que sera dorénavant injectée sa chimiothérapie. L'aiguille devrait atteindre la veine à tout coup et une crème analgésique sera appliquée auparavant sur la peau afin d'insensibiliser la région piquée. Bien sûr, il restera toujours les maux associés au sparadrap lorsqu'ils doivent être enlevés. Ce nouveau procédé éliminera tout de même bien des douleurs et du stress, mais il y aura l'opération à passer, ce qui est toujours une source d'inquiétude.

Dominique réussit finalement à trouver une veine plus solide et injecte la petite chimio. Nous pensons que tout est terminé mais malheureusement, les analyses sanguines démontrent que Vickie a besoin d'une quatrième transfusion de sang. Son père l'encourage en lui disant qu'elle aura plus d'énergie et sera en plus grande forme physique pour le voyage. En sortant de l'hôpital, nous arrêtons à la maison prendre les valises, puis nous allons rejoindre la famille de Mauly dans un restaurant de Labelle pour souper tous ensemble. L'atmosphère est calme et les filles sont plutôt silencieuses, à mon grand étonnement. Nous portons un toast au rêve de Vickie en souhaitant que tout se déroule à merveille dans le Monde merveilleux de Disney. Je pense à la sœur aînée de Mauly, Camay, qui doit trouver sa petite sœur bien chanceuse et je suis un peu triste pour elle qu'elle ne soit pas du voyage, mais elle est souriante et semble heureuse pour Mauly. Le souper terminé, nous quittons enfin Labelle pour Montréal après les salutations et les accolades, mais dans une direction bien différente qu'à l'habitude. Les filles jasent et s'amusent à différents jeux tout au long du trajet. Nous retrouvons Hélène dans le hall de l'hôtel, qui est accompagnée d'une de ses sœurs, puis nous récupérons notre clé pour monter à la chambre car la journée fut longue et bien remplie. Nous nous couchons dès notre toilette terminée, car il est plus de vingt-deux heures et nous devons nous lever tôt le lendemain. Je veux que les filles soient bien reposées pour cette journée qui sera des plus excitante.

Nous voici dans l'avion et cet envol est le baptême de l'air pour les filles et pour Dominique. Nous sommes assis en deux groupes séparés et Mauly est assise entre Dominique et Vickie, qui est près du hublot. Vickie cédera sa place à quelques reprises à Mauly afin qu'elle puisse voir dehors elle aussi. Hélène et moi sommes assises vis-à-vis elles de l'autre côté. Le déjeuner est servi et les filles sont ravies d'avoir droit à une assiette spéciale composée de crêpes. Un peu plus tard, elles ont la permission de visiter le poste de pilotage et le commandant de bord leur fait un brin de jasette puis pose sa casquette sur la tête de Vickie. Dominique, qui les a accompagnées, prend une photographie en souvenir puis ils reviennent tous s'asseoir à la demande de l'agent de bord. Le voyage se déroule bien et les filles s'occupent à des jeux, écoutent de la musique au moyen d'écouteurs et jasent ensemble. Je vois le bonheur sur leur visage et c'est le cas de le dire, nous sommes tous dans les nuages.

Arrivés à l'aéroport d'Orlando, nous allons chercher le véhicule qui nous a été réservé puis nous partons en direction de la petite ville de Kissimee, où se trouve notre condominium. Dominique conduit la spacieuse camionnette pendant qu'Hélène et moi faisons office de copilotes. Malencontreusement, nous trouvons le moyen de le diriger dans le sens opposé à notre objectif. Dominique s'en rend compte et ne tarde pas à changer de direction. Il nous montre un peu plus loin un panneau indiquant qu'il a effectivement raison. Hélène et moi étouffons notre envie de rire, mais par la suite nous tentons d'être plus vigilantes.

Le condo situé au rez-de-chaussée est très bien et possède plusieurs appartements. La chambre des maîtres est désignée pour Dominique et moi et nous avons notre propre salle de bain. Vickie et Mauly coucheront dans une chambre à deux lits doubles; elles choisiront de dormir ensemble tandis que sur l'autre lit elles étaleront leurs jeux, toutous et papiers de toutes sortes ainsi que les cadeaux achetés pendant leur séjour. Finalement, Hélène s'installe dans une chambre qui tient également lieu de petit salon et devra dormir sur un canapé ouvert qui fait office de lit double.

Nous avons une cuisine, une salle à manger et un grand salon ainsi que plusieurs appareils allant du fer à repasser à la laveuse et à la sécheuse, en passant par le four micro-ondes et la cafetière électrique et j'en passe. Nous sommes tous charmés par tant de prodigalité et je ne peux que remercier les membres de la Fondation canadienne Rêve d'Enfants pour cette prévenance.

Une fois la visite des lieux terminée et les bagages entrés, Hélène et moi partons en camionnette faire les achats nécessaires pour les déjeuners et les lunchs que nous apporterons pour dîner sur le site enchanteur. Dominique demeure au condo avec les filles qui installent joyeusement leurs affaires dans leur nouvelle chambre. Il est près de dix-sept heures à notre retour et comme les ventres crient famine, nous décidons à l'unanimité d'aller chercher un repas chinois pour souper. Il n'est pas question de popoter en ce premier jour de vacances et pour relaxer, Hélène et moi dégustons une bonne bière car nous sommes lasses de tous ces périples. Dominique nous accompagne avec un jus de fruits; il ne prend pas d'alcool à cause de ses fréquents troubles d'estomac.

Après le souper, comme il fait un peu trop froid pour une baignade dans la piscine extérieure, je propose aux fillettes de s'amuser dans le grand bain tourbillon de la salle de bain adjacente à notre chambre. Elles enfilent leur costume de bain et amènent avec elles des figurines spongieuses d'animaux, apportées par Mauly, qu'elles collent sur les parois du bain. Comme j'ai mis du bain moussant dans l'eau, les tourbillons ont créé une mer de mousse et les filles s'en donnent à cœur joie.

Le lendemain matin, 3 décembre, il y a de l'excitation dans l'air car c'est notre premier rendez-vous chez Mickey.

Le trajet en voiture dure une vingtaine de minutes et nous observons sur la route, à quelques kilomètres de l'arrivée, de nombreux panneaux publicitaires qui émoustillent notre imagination.

Le premier site que nous visitons est Magic Kingdom et nous y passons la journée jusqu'à la fermeture à vingt et une heures. Le temps est ensoleillé mais il ne fait pas très chaud alors nous portons des vêtements chauds et confortables. Nous déplaçons Vickie en chaise roulante pour lui éviter de se fatiguer inutilement, et ce, durant tout le séjour, car il y a beaucoup de distance à parcourir, ce qui ne l'empêche toutefois pas de se lever lorsque ça lui chante. Nous portons tous un macaron de la Fondation qui nous permet d'être identifiés par le personnel lorsque nous arrivons devant les différentes attractions. Ainsi, dès notre arrivée, on nous fait entrer par la porte de derrière en passant devant la file d'attente qui peut durer près d'une heure.

En cette fin de l'année 2000, nous pouvons encore contempler toutes les décorations reliées au passage du nouveau millénaire. De plus, comme nous sommes en pleines festivités de Noël, nous ne pouvions choisir de meilleur moment pour visiter ces lieux. Les décors sont magnifiques et nous en restons souvent bouche bée. Des arbres de Noël gigantesques; des lumières qui clignotent simultanément au son de musiques de Noël; un pont piétonnier aux mille couleurs scintillantes; la simulation d'un village entier dont la structure des bâtiments est garnie de lumières et où, le soir venu, les gens défilent en admirant les effets flamboyants tout en écoutant les chants joyeux et entraînants. Puis soudain, de la neige artificielle commence à tomber, à la grande stupéfaction de certaines gens qui n'ont pas l'habitude de voir de la neige. Des gens rient et d'autres tentent d'attraper les flocons qui fondent instantanément dans leurs mains. Tout est magique et grandiose.

Notre première journée se déroule à merveille et les filles sont épatées de voir plusieurs personnages de Disney. Vickie affectionne particulièrement Tigrou et Mauly a plutôt un penchant pour Minnie. La parade de jour est superbe avec ses chars allégoriques multicolores, où chacun représente une histoire du monde merveilleux de Disney. Nous admirons le char avec le fameux château où Mickey, Minnie et plusieurs autres personnages dansent joyeusement et envoient la main aux spectateurs; celui de la Petite Sirène

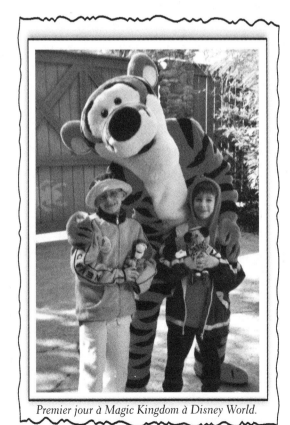

Premier jour à Magic Kingdom à Disney World.

puis du Roi Lion avec leurs personnages respectifs; un autre de la Belle et la Bête; un autre d'Aladdin et plusieurs autres. Il y a aussi les attractions où nous montons dans un véhicule sur rail qui nous emmène dans différents univers, comme par exemple le monde de Winnie l'ourson. Il y a la maison de poupées où nous naviguons sur l'eau dans une embarcation et où nous découvrons, au fur et à mesure que nous avançons, différentes poupées du monde entier avec le costume traditionnel et la musique du pays. Les filles ne passent pas devant un manège sans l'essayer et elles y retournent une deuxième fois lorsqu'elles l'ont spécialement aimé. Fillette est en assez bonne forme physique mais se réjouit d'avoir son fauteuil roulant qui lui permet de se reposer pendant que nous marchons vers d'autres lieux à découvrir. Je m'enquiers de Mauly de temps à autre et elle me répond que ça va bien pour elle. Elle trottine près de sa copine, une main posée sur sa chaise et elle me fait penser à une petite souris. Habituellement, Hélène et moi avançons devant, un peu comme des éclaireuses, suivies de Dominique poussant la chaise roulante, Mauly à ses côtés.

Le soir venu, la température s'est rafraîchie et Vickie grelotte dans sa chaise, contrairement à nous qui nous réchauffons en marchant. Personne ne veut quitter le site car la parade de nuit s'en vient et nous ne voulons pas la manquer. Nous entrons donc dans un magasin et achetons une belle couverture tissée de Mickey Mouse pour couvrir notre fille. Dominique et moi l'emmitouflons bien puis nous cherchons un bon endroit pour voir le défilé. Peu de temps après, le voici qui arrive avec ses décors étincelants de lumières accompagnés de musique. Tous les chars sont illuminés et encore une fois ils représentent différents contes pour enfants. Il y a Cendrillon et une grosse citrouille sur un char allégorique suivi de Blanche-Neige et les sept nains qui se promènent et saluent les gens. Tous les yeux sont rivés vers ce monde magique qui éblouit nos cœurs d'enfants. La parade passée, nous nous dirigeons vers la sortie comme beaucoup d'autres personnes puis soudain, un spectacle visuel incroyable débute. Le fameux château brille de toutes les couleurs, alternant rapidement les unes après les autres, pendant que le thème musical de Disney se fait entendre et que des feux d'artifice éclatent dans le ciel juste au-dessus. Sons et lumières sont parfaitement synchronisés et ce fabuleux spectacle dure près de trente minutes. Nous entendons d'un même chœur les acclamations des gens éblouis par le spectacle. Dominique filme avec sa caméra ces instants de pure magie tout comme il a filmé à plusieurs reprises au cours de la journée les moments forts dans la vie de notre petite princesse et de sa chère amie. Nous retournons au condo fatigués mais combien satisfaits et pendant que nous roulons, nos deux fillettes s'endorment profondément.

Après une bonne nuit de sommeil, nous sommes prêts à partir pour une autre journée mémorable. Cette fois-ci, c'est à Animal Kingdom que nous nous émerveillerons. En matinée, nous faisons un tour dans la jungle en jeep format géant dans lequel près d'une vingtaine de personnes peuvent s'asseoir. Lors de la randonnée, nous rencontrons différents animaux dans leur milieu naturel, mais construit par l'homme. Nous observons des girafes, des hippopotames, des gazelles, des éléphants et même un tigre bien camouflé dans la nature qui nous regarde passer. L'atmosphère est au calme et ça fait du bien de se balader dans l'air encore frais du matin.

Un peu plus tard, alors que nous marchons en admirant le paysage, notre attention est attirée par un arbre gigantesque. Nous nous dirigeons donc naturellement vers lui et plus nous approchons, plus il nous paraît énorme. Apercevant un sentier, nous l'empruntons et quelques pas plus loin, nous réalisons que ce grand feuillu est artificiel. Le sentier tourne tout autour de l'arbre et à mesure que nous avançons, nous descendons plus profondément. J'ai l'impression de m'enfoncer tranquillement sous terre et je me demande où nous aboutirons. Nous voyons sur notre gauche de grosses racines s'entrecroiser tout au long de la descente. Finalement, nous parvenons à une grosse porte que nous poussons et à notre grand étonnement, nous pénétrons dans une salle de cinéma. Quelle surprise ! Il y a déjà des gens assis alors nous prenons à notre tour un siège puis nous attendons je ne sais quelle projection. Les lumières s'éteignent quelques minutes plus tard et un film en trois dimensions ayant pour thème une histoire de fourmis apparaît sur le grand écran. Il y a plusieurs effets spéciaux durant la représentation et l'un d'entre eux nous fait bondir de notre siège, car nous nous faisons réellement piquer les fesses par une supposée abeille. L'éternuement d'une bibitte nous éclabousse le visage puis nous sentons la puanteur d'un insecte dégoûtant. En sortant à la fin, les filles nous disent qu'elles ont beaucoup aimé l'expérience qui les a bien fait rire.

L'heure du dîner arrivée, nous nous installons près d'un joli lac pour pique-niquer. Les denrées ne sont pas aussitôt sorties que nous avons quelques petits visiteurs à plumes peu farouches près de nous. Les copines leur lancent quelques croûtes de pain et leurs piaillements en attirent d'autres, au point que nous sommes pratiquement envahis par une cohorte d'affamés. Des oiseaux de plusieurs espèces tous aussi beaux les uns que les autres nous entourent, alors Dominique demande aux filles de ne plus les nourrir car nous avons assez de petits quêteurs comme ça.

Après le repas, nous nous dirigeons vers le plateau d'une fresque du Roi Lion, dont nous avions vu l'annonce précédemment. Une trentaine d'acteurs, d'acrobates, de chanteurs et de danseurs nous entraînent dans un monde majestueux. Leurs performances, dignes de professionnels, nous fascinent et le déploiement des décors est grandiose. Un lion géant et animé est porté sur scène avec d'autres personnages animaliers de l'histoire dont Pumba le phacochère. Le spectacle qui se déroule sous nos yeux est superbe et le répertoire des magnifiques chansons de la saga du Roi Lion est chanté au grand complet. Quelle merveilleuse représentation !

Aussitôt sortis de ces lieux, nous voyons peu après une annonce d'un prochain spectacle qui débute dans quelques instants. D'un commun accord, nous nous rendons sur place, où une pièce de théâtre sera jouée sur une scène à l'extérieur et dont le décor représente une forêt. Assis sur des bancs de bois, nous suivons donc la jeune Indienne Pocahontas dans une de ses aventures et là aussi il y a des effets spéciaux inattendus, comme un arbre qui parle et qui bouge. En plus de quelques acteurs humains, nous voyons apparaître ici et là de petites bêtes à quatre pattes telles un raton-laveur, un renard, une mouffette ou une souris traversant le plateau comme si elles vagabondaient dans leur milieu naturel. À la fin du spectacle, tous les enfants applaudissent chaudement, charmés par cette belle histoire émouvante.

Nous déambulons ainsi au fil de la journée en différents lieux se rattachant aux animaux. Nous croisons sur notre chemin un kiosque de souvenirs qui offre une gamme d'objets aux couleurs de jungle et de camouflage. J'aperçois tout à coup un chapeau rose où sont imprimées les princesses de Disney, soit Cendrillon, la Belle au bois dormant et Blanche-Neige. Je le montre à Vickie et comme il lui plaît bien, je l'achète en pensant que ça ne lui fera pas de tort de changer celui en jeans qu'elle porte depuis plus de cinq mois.

Nous rejoignons ensuite un attroupement de personnes et nous apprenons qu'une parade défilera bientôt. Nous cherchons alors un bon endroit pour la voir passer. Et voilà que surgissent de grands personnages montés sur des échasses et vêtus de costumes représentant des tribus africaines. Certains d'entre eux sont munis d'instruments de musique particuliers à ce continent comme par exemple des tam-tams. Ce défilé est moins exubérant que celui d'hier, mais il a tout de même ses attraits.

En soirée, un spectacle sons et lumières a lieu sur le bord d'un lac. Face à nous, nous voyons la pleine lune se lever graduellement sur l'eau pendant que des rayons laser s'entrecroisent dans le ciel étoilé. La température est idéale pour cet événement et la lune, quoique artificielle, apparaît dans toute sa splendeur. Elle décrira un demi-cercle jusqu'à son coucher sur l'autre rive. La musique tantôt saccadée, tantôt plus calme, s'harmonise avec les mosaïques formées par les lasers, ce qui en fait un spectacle magnifique. Comme la fatigue se fait sentir pour chacun, nous rentrons au bercail dès la fin du spectacle.

Le mardi 5 décembre, à mi-temps de notre voyage, une journée libre a été planifiée par la Fondation et après le déjeuner, nous faisons un consensus. Nous pensons aller au bord de la mer à Daytona Beach, situé à environ deux heures de voiture, mais la température est encore fraîche et il y a de grands vents. Nous optons donc pour la visite d'un autre site à Disney World, soit MGM Studio, et nous achetons les billets d'entrée sur place.

Là aussi nous rencontrons des personnages de Disney et nous en profitons pour prendre plusieurs photographies avec les filles. Un peu plus tard, nous assistons à un spectacle royal sur l'histoire de la Belle et la Bête. Les nombreux acteurs chantent et dansent dans un décor de château et les costumes sont époustouflants. Vers la fin de la pièce, la Bête se transforme devant nous en beau prince et danse avec la Belle une valse des plus romantique. Nous sommes tous émerveillés devant ce déploiement haut en couleurs.

Nous nous promenons ensuite dans une ville fictive où des décors de film sont montés et les immeubles semblent réels tellement ils sont bien conçus. D'innombrables voitures anciennes et bien astiquées sont garées sur le bord des trottoirs ou encore roulent lentement dans les rues à travers les passants. Quelle n'est pas notre surprise lorsque nous rencontrons Marilyn Monroe, grande star du cinéma américain, circuler en berline avec son chauffeur privé. Nous nous croyons en pleine ville des États-Unis durant les années cinquante.

En après-midi, les filles sont fatiguées de se promener, alors nous les laissons s'amuser dans un terrain de jeux. Elles sont heureuses d'être seules et libres, sans adulte pour les diriger. Nous demeurons tout de même assez près pour les garder à vue et Hélène et moi relaxons sur un banc en jasant pendant que Dominique explore les alentours.

Comme c'est bientôt l'heure du spectacle des animaux savants, nous faisons signe aux filles de revenir. Elles sont souriantes et impatientes de voir l'habileté des petites bêtes. Leurs prouesses sont parfois étonnantes et nous ne nous lassons pas de les voir à l'œuvre. Des chats marchent en hauteur sur un long fil de fer sans tomber; un cochon tire une voiturette en traversant la scène rapidement; un chien escalade une échelle avec des lunettes sur le nez et sans les échapper; un oiseau vole au-dessus de nos têtes en se dirigeant vers un homme pour lui voler de l'argent et j'en passe.

Parfois, plusieurs animaux défilent à tour de rôle en effectuant une quelconque prestation. Nous sommes impressionnés devant ces tours d'adresse et certains sont si cocasses qu'il sont certainement destinés à faire rire l'auditoire.

Nous revenons au condo en début de soirée pour nous prélasser tranquillement dans notre gîte. Les filles vont s'amuser ensemble dans leur chambre avec leurs nouveaux jouets. Hélène et moi préparons la journée de demain, comme chaque soir, à l'aide d'un bouquin qui donne une note d'appréciation pour chaque endroit à visiter. Ainsi, nous allons directement vers les mieux cotés sans perdre notre temps à visiter les moins appréciés.

Le coucher se fait plus tôt ce soir afin de refaire le plein d'énergie pour le lendemain. La bonne forme de Vickie diminue mon inquiétude car je craignais quelques complications comme il en arrive souvent à la maison. Nous faisons un voyage exceptionnel et chacun est ravi du déroulement et des possibilités qui s'offrent à nous chaque jour.

Nous nous rendons sur le site enchanteur d'Epcot Center pour notre quatrième jour de découvertes. Visiter ce lieu est synonyme de voyage condensé autour du monde, car plusieurs pays ont pignon sur le grand lac. Ainsi, pendant toute la journée, nous circulons tout autour de cette grande nappe d'eau limpide et fraîche. Nous débutons notre visite vers la droite et à chaque pavillon, nous découvrons la culture d'un pays donné. Le bâtiment peut faire office de musée, de restaurant, de salle d'exposition ou de cinéma et chacun a son originalité propre. Par exemple, celui de la Chine nous transporte sur l'eau, à bord d'une chaloupe, à l'intérieur d'une galerie exposant des peintures et des œuvres d'art chinoises. Sur le terrain africain, des tam-tams sont à la disposition des visiteurs et Hélène, qui aime beaucoup cet instrument, apprend aux filles à en jouer.

Comme nous avons pris congé de lunch, nous allons dîner en France et, tradition oblige, nous choisissons un sandwich sur pain baguette et une bonne pâtisserie française. Notre faim assouvie, nous faisons une pause d'une vingtaine de minutes pour relaxer et digérer ce régal. Nous repartons ensuite en direction de l'Italie, où nous faisons la rencontre de plusieurs personnages costumés du Moyen-Âge. Ceux-ci déambulent en silence parmi les visiteurs au son d'une musique parfois romantique, parfois enjouée. Ils communiquent avec leurs hôtes par des gestes afin de supprimer la barrière des langues.

Un arlequin masqué surgit près de nous et, s'approchant de Vickie, lui extirpe des mains sa peluche de Tigrou. Notre fille tente de la retenir mais le petit coquin parvient à se sauver avec le toutou en courant puis en faisant plusieurs fois la roue. Nous rions tous et plusieurs personnes regardent la scène en souriant. Comme c'est moi qui pousse la chaise roulante, je me mets rapidement à courir après ce farfelu qui se laisse rejoindre un peu plus loin. Il remet dès lors Tigrou à sa propriétaire puis la salue en lui donnant la main. Vickie le remercie en souriant, encore un peu surprise par l'événement. Par chance, Dominique a filmé toute l'action alors il nous en restera un beau souvenir.

Nous continuons notre promenade en terre italienne quand soudain un beau prince royalement vêtu apparaît, un œillet à la main droite. Je remarque alors qu'il se dirige majestueusement vers notre fille. Parvenu à son but, il fait doucement le tour de son fauteuil roulant puis s'arrête en face d'elle. Il pose un genou par terre et, par un geste très élégant, lui tend la fleur naturelle. Vickie, charmée par le personnage, accepte l'œillet avec délicatesse et le remercie silencieusement par un léger hochement de tête. Je suis contente de la voir jouer le jeu et de faire fi des observateurs. Notre fille est rayonnante, souriante et certainement séduite par ce prince charmant qui s'intéresse à elle. S'étant relevé, il se penche ensuite très bas, un bras plié derrière le dos, en lui faisant un magnifique salut. Vickie se lève aussitôt de son siège et lui fait la même révérence avec grâce et douceur. C'est tellement beau à voir que j'en ai les larmes aux yeux. Je ressens une émotion intense, brûlante comme du feu, et j'ai le cœur chaviré. Je suis heureuse et j'ai mal en même temps. Je me tourne vers Dominique, qui s'essuie également les yeux, touché par la poignante mise en scène dont notre fille fut l'actrice principale. J'aperçois ensuite dans le regard de Mauly et d'Hélène le même émoi.

Peu après nous voyons une princesse venir à la rencontre du prince puis, main dans la main, ils s'éloignent lentement tandis que nous prenons une direction différente. Cette parenthèse hors du commun fut immortalisée sur pellicules vidéo et photographique.

Pour souper, nous allons en Grèce et dégustons, selon nos goûts, une recette du pays pendant que des dames légèrement vêtues font la danse du ventre en se promenant de table en table. Les fillettes sont quelque peu intimidées par ce spectacle et concentrent leur regard à notre table.

Sur le chemin du retour, nous discutons tous ensemble et considérons à l'unanimité que cette journée sera inoubliable tant nous avons été fascinés par les attraits de ce site.

Le 7 décembre, nous allons à Sea World et c'est la journée la plus relaxante de notre voyage. Comme le lieu est moins grand à parcourir que les précédents, nous visitons sans empressement différents aquariums en admirant les poissons de tous genres. Les deux amies sont impressionnées en passant dans un long tunnel de verre souterrain où des requins nagent au-dessus de nos têtes. Nous assistons ensuite à des spectacles de dauphins et d'épaulards et leurs prouesses démontrent bien l'intelligence de ces bêtes. Jamais les filles n'avaient été témoins d'un telle exposition auparavant et elles en sont ravies.

Un peu plus tard, nous laissons à nouveau Vickie et Mauly s'amuser dans un petit parc et leurs rires témoignent bien de leur satisfaction d'être libres d'agir à leur gré. Dominique les accompagne ensuite à bord d'une réplique grandeur nature d'un bateau aux couleurs éclatantes. Hélène et moi demeurons sur terre en les regardant nous saluer à la proue du navire tels des moussaillons heureux de leur premier voyage en mer.

Nous quittons tôt les lieux car la fermeture est à dix-sept heures et allons souper dans un restaurant de la petite ville de Kissimmee avant de regagner notre logement. Comme la soirée est jeune, les filles sortent dehors pour explorer les alentours et aperçoivent un petit lézard dans le gazon qui tente de se faufiler entre elles, puis un autre passant aussi rapidement que son congénère. Elles s'amusent ensuite sur des balançoires situées sur le terrain en placotant allègrement. Je vais les rejoindre un peu plus tard pour leur dire de rentrer et j'ai le cœur triste à l'idée de retourner au Québec très bientôt. Comme j'aimerais pouvoir arrêter le temps ! Et comme j'aimerais guérir ma fille d'un coup de baguette magique empruntée à une fée !

Notre dernier endroit à visiter est Universal Studio et il est bien plaisant de s'y promener, car la température s'est beaucoup réchauffée et il fait un soleil magnifique. En matinée, nous allons voir un spectacle d'animaux vedettes de films. L'animateur avise d'abord le public d'être silencieux pour ne pas déconcentrer les bêtes, mais que les applaudissements sont les bienvenus après leur prestation. Il nous présente ensuite le chien Beethoven et nous voyons ce gros lourdaud avancer lentement en compagnie de son instructeur. Il effectue quelques petites cascades qu'il a déjà faites sous les ordres de son maître. Des chiens défilent ainsi à tour de rôle, nous montrant leur savoir-faire et nous tentons de nous souvenir dans quel film a joué l'animal.

Les acclamations finales de la foule démontrent combien ces fidèles compagnons ont su nous attendrir. Alors que nous nous préparons à quitter l'amphithéâtre, un homme ayant remarqué nos macarons vient à notre rencontre et nous incite à rester assis jusqu'à ce que tout le monde soit sorti. Il propose à Vickie, Hélène faisant la traduction française, de choisir un animal qu'elle aimerait rencontrer. Nous sommes tous heureux du privilège qui lui est accordé et la laissons faire son choix sans l'influencer. Après une brève réflexion, elle opte pour Lassie. Cette chienne légendaire, sixième de nom, nous a démontré ses talents lors de la simulation d'une explosion en montagne. Un acteur devient prisonnier des rochers tombés et la brave bête réussit à le sortir avec adresse. Nous demeurons donc une quinzaine de minutes avec l'animal qui se laisse caresser par chacun de nous. L'homme répond à nos questions concernant la chienne puis il nous explique que seuls les enfants de Rêves d'Enfants sont autorisés à rencontrer un animal, parce que les cascades demandent beaucoup de concentration et que ce serait trop dérangeant pour les animaux de se faire approcher par plusieurs personnes. Rendue à l'extérieur, Vickie me demande si elle a fait un bon choix et je lui assure qu'il était excellent.

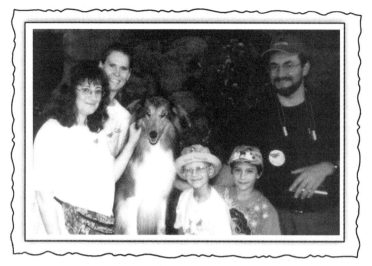

Jocelyne, Hélène, massothérapeute, Lassie, Vickie, Mauly et Dominique.

Je remarque une certaine fatigue chez notre fille, mais elle est de bonne humeur. Lorsque nous arrivons au lieu de la simulation du film *Tremblement de terre*, elle ne se sent pas la force de vivre des émotions fortes alors Dominique demeure avec elle à l'extérieur pendant qu'Hélène, Mauly et moi allons nous faire brasser. Nous montons à bord d'un vrai train et lorsque nous avançons vers une destination fictive, le séisme commence. Le train se met à se balancer légèrement puis de plus en plus fort tout en continuant sa route. Tout semble réel et en plus de nous faire secouer, nous nous faisons éclabousser par de l'eau provenant de bris de tuyaux souterrains d'une ville. Nous passons ensuite près d'une voiture en feu et nous sentons la forte chaleur qui s'en dégage et l'odeur d'essence puis nous voyons se soulever la terre de chaque côté de nous au point que le train déraille. Nous devons nous accrocher pour tenir notre équilibre et je

demande à Mauly si elle a peur car c'est très impressionnant, mais elle me répond par la négative. Le tremblement
de terre cesse finalement et nous sommes entourées d'un
paysage de désolation et d'horreur. Je réalise alors à quel
point peut être catastrophique un vrai séisme et je suis bien
heureuse que celui-ci ne soit pas réel.

Nous rejoignons le père et la fille et, tout en marchant,
nous apercevons peu après l'annonce d'une présentation
similaire, mais cette fois-ci du film *Tornade*. Hélène et moi,
telles deux jeunes filles en quête de frissons, sommes prêtes
à vivre une autre catastrophe mais Mauly décide de rester
avec Vickie et Dominique. Nous entrons donc pour nous
retrouver debout près d'une clôture dans le décor d'un
champ. Le vent commence à se soulever, se transforme en
bourrasque puis en tornade. Là encore c'est impressionnant et spectaculaire à vivre, car nous sentons le vent vraiment
très fort sur notre visage. Nous rions à la vue d'une vache
emportée dans les airs, comme dans le film, et aux poteaux
électriques se faisant déloger de terre.

Nous retournons au condo à la fin de l'après-midi en
admirant pour la dernière fois le paysage menant au monde
merveilleux. L'enthousiasme de la semaine s'est transfor-
mé en vague à l'âme mais surtout pour Vickie, Dominique
et moi car nous savons que le retour équivaut à la reprise
des traitements et tout ce qui s'ensuit. Hélène et Mauly
ont hâte de revoir leur famille, ce qui est bien légitime.
Nous commençons à préparer nos valises dans la veillée et
les filles s'affairent à choisir ce qu'elles apporteront avec
elles dans l'avion pour passer le temps. Elles demandent
ensuite à aller dehors, alors je me joins à elles pour faire le

tour de notre logis une dernière fois. Le temps est splendide comme une vraie belle soirée d'été et à la vue de la piscine, les filles ont envie de se baigner. Je ne peux leur refuser ce dernier plaisir alors nous allons enfiler toutes les trois notre maillot pour une baignade sous les étoiles. Dominique arrive peu de temps après, certainement pour faire plaisir à sa fille, puis c'est au tour d'Hélène de nous rejoindre quelques minutes plus tard. C'est dans l'eau chaude bienveillante, sous un magnifique clair de lune et entourés de palmiers que nous faisons ensemble le bilan de cette semaine de rêve. Nous nous rappelons aussi des anecdotes cocasses comme celle où Mauly perd la boule de crème glacée de son cornet en voulant regarder l'heure sur sa montre. D'autres furent saisissantes comme lorsque nous avons descendu une chute d'eau si abrupte que nous en avons eu le souffle coupé ou encore lorsqu'un extraterrestre au cri strident est passé à grande vitesse si près de nous et en pleine noirceur que nous avons senti l'air sur nous. Ce voyage sera pour chacun de nous un souvenir fantastique et il restera à jamais gravé dans notre cœur.

Le voyage de retour se passe bien et nous revenons à Montréal dans un climat nordique, car la température est d'environ -20 °C à notre arrivée le 9 décembre. Quelle différence avec là-bas !

Une malchance arrive à Mauly dès notre arrivée. Elle oublie son sac de souvenirs dans la salle de toilettes à la sortie de l'avion et c'est impossible d'y retourner, car nous avons déjà franchi les douanes. Dominique intercepte rapidement un agent de sécurité pour lui demander d'aller récupérer le sac, mais celui-ci revient malheureusement bredouille. Je suis très désolée pour Mauly, car il lui reste très peu de souvenirs pour elle-même dans sa valise, la plupart étant des cadeaux pour des membres de sa famille. Et comble de malheur, son appareil photo était dans le sac. Vickie lui donnera quelques souvenirs pour remédier un peu à la situation et je lui remettrai des photographies que j'ai en double.

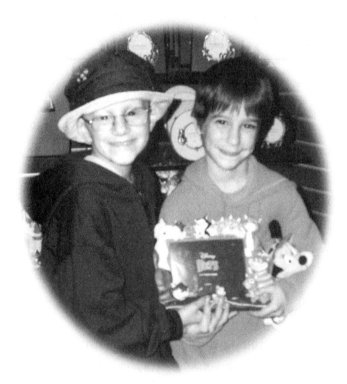

Vickie et Mauly
en décembre 2000 à Disney World.

« Je vois Jésus »

Il existe aussi des prophètes de l'ordinaire qui nous éveillent à la présence de Dieu dans notre vie.

Jean Monbourquette, Denise Lussier-Russell,
Mourir en vie, Novalis

Quatre jours après notre arrivée au pays, nous repartons de la maison pour aller coucher au Manoir McDonald car le lendemain, Vickie doit se faire installer son port-o-cath en salle d'opération.

Pendant que nous attendons dans la salle postopératoire, elle m'avoue que ça ne lui tente pas de se faire encore endormir et je remarque qu'elle est nerveuse et un peu déprimée. J'essaie tant bien que mal de l'encourager en lui disant que tout se passera bien et qu'ensuite les infirmières n'auront plus jamais de difficulté à la piquer pour trouver de bonnes veines. Elle comprend cela et admet qu'elle sait bien que c'est ce qu'il y a de mieux à faire. Son père l'encourage également et lui promet une partie de Nintendo à son retour dans sa chambre, ce qui la fait sourire. Lorsque je la vois partir en civière, elle a l'air d'un petit agneau allant à l'abattoir. Elle me fait tant pitié, ma pauvre petite chatte. Mon Dieu, pourquoi doit-elle endurer tout cela ? Ça me fait tellement mal au cœur !

L'opération se déroule sans problème et Vickie a quelques nausées à son réveil mais elles s'estompent assez vite. Ainsi, Dominique peut tenir sa promesse en début d'après-midi en coursant contre sa fille jusqu'à ce qu'ils aient les pouces endoloris.

Le médecin nous apprend le lendemain que la prise de sang matinale a révélé que ses neutrophiles étaient trop bas. Conséquemment, elle ne pourra recevoir son traitement de chimiothérapie en soirée. Nous retournons donc à Labelle et notre petite passagère est bien heureuse de ce contretemps. Je ne peux envoyer Vickie à l'école à cause de son état, mais l'école vient à elle. Son professeur me demande le jour suivant si nous acceptons qu'elle vienne à la maison à l'heure du souper accompagnée de quelques élèves et d'un autre professeur. Elle apporterait un souper de Noël préparé par des parents afin de faire un petit réveillon de Noël avec son élève. Je la trouve extrêmement gentille d'avoir pensé à cela et son geste me touche beaucoup. Notre fille est radieuse en voyant arriver ses amies et ses professeurs. Elles lui offrent une belle couronne de Noël qu'elles ont fabriquée lors de l'activité « Vickie ». Cette activité est en cours depuis le début des classes et des jeunes se réunissent tous les lundis à l'heure du dîner afin de préparer une surprise pour Vickie sous la supervision de deux mamans. L'une est Marie-France, la mère de Fannie, cette fillette qui a commencé à venir jouer à la maison alors qu'elle était âgée de trois ans. L'autre est Johanne, ma coiffeuse. Sa fille Julie vient parfois à la maison. Avant notre départ pour Disney World, ces élèves avaient confectionné un jeu de cartes d'associations plastifiées et Vickie l'avait amené en Floride pour jouer avec Mauly. Le souper se déroule bien et les convives ont beaucoup de plaisir à se raconter des histoires tout en mangeant de la tourtière, de la dinde et d'autre nourriture du temps des Fêtes. Je suis reconnaissante envers tous les gens qui ont mis la main à la pâte pour réaliser cette fête, car elle a procuré tant de joie dans le cœur de ma fille chérie... Je demande à son professeur de les remercier bien sincèrement en notre nom.

Nous emmenons Vickie à l'hôpital de notre région quelques jours plus tard pour une analyse de sang et comme c'est revenu à la normale, nous devons repartir le lendemain pour Sainte-Justine afin qu'elle reçoive un autre traitement de chimiothérapie.

Nous sommes le 21 décembre et l'atmosphère est à la fête dans la salle de jeux de la clinique externe. Les enfants reçoivent de la belle visite au cours de l'avant-midi. Tout d'abord des lutins viennent chanter des refrains de Noël et l'auditoire, composé de parents et de jeunes, est émerveillé de leur prestation. Ensuite c'est le fameux père Noël qui arrive avec sa hotte remplie de jouets et chaque enfant présent reçoit un toutou et un cadeau qu'il s'empresse de déballer. Tout le monde est joyeux et l'éducatrice Caroline, dessine des tatouages sur la peau de ceux qui le désirent. Plusieurs jeunes font des bricolages de Noël pendant que d'autres s'amusent autrement en attendant de passer au médecin ou à l'infirmière pour différents soins. Vickie a une préférence pour le bricolage et chaque fois que nous allons à la clinique, elle revient avec un petit chef-d'œuvre dont elle est très fière.

La salle de jeux devient également un lieu d'échanges pour plusieurs parents et à se côtoyer souvent, il se crée de belles amitiés. Nous parlons entre autres du type de cancer de notre enfant, du protocole de traitements et de la façon dont il y réagit. Nous constatons un point que nos enfants ont à peu près tous en commun, soit le grand courage dont ils font preuve. Ils vivent au jour le jour sans se tracasser pour l'avenir et leur sagesse est parfois bien surprenante. Nous discutons aussi de la famille, de l'école, de la façon dont nous concilions la maladie, le travail et les rendez-vous à l'hôpital et d'autres sujets de la vie courante.

À l'heure du dîner, un savoureux buffet est servi gratuitement pour tous et la fête continue. À la fin de l'après-midi, nous recevons finalement le feu vert pour monter au deuxième étage et Fillette reçoit sa chimio en soirée, suivie de ses éternels malaises. Des cadeaux sont encore offerts ce jour-là ainsi que le lendemain par des gens représentant différentes compagnies. La fête de Noël est particulièrement soulignée à l'hôpital à la grande joie des enfants, évidemment. Un déjeuner spécial est servi le lendemain matin à la clinique externe pour tous les enfants hospitalisés et leurs parents ainsi que pour ceux qui ont un rendez-vous à la clinique. Je descends donc le matin pour aller chercher des crêpes et autres douceurs pour les rapporter à la chambre, où nous nous en délectons avec appétit. Vickie participe ensuite à un concours de dessins de Noël dans la salle de jeux du Vidéotron, sous la supervision de l'éducatrice Claudette. Étant droitière, elle doit dessiner de la main gauche, ce qui lui demande beaucoup d'habileté, à cause d'une aiguille fixée dans son bras gauche pour recevoir son soluté, sa chimio et les antinauséeux nécessaires à son bien-être. Les infirmières ne peuvent utiliser son port-o-cath avant que la plaie de l'opération soit entièrement guérie. Nous retournons à la maison en début de soirée après avoir reçu son congé et nous sommes très heureuses de pouvoir passer Noël chez nous.

La veillée de Noël se passe calmement car nous ne voulons pas trop fatiguer Vickie, qui ressent les effets de son traitement. Ma mère se joint à nous pour le petit réveillon qui débute par le souper, puis nous déballons les cadeaux. Il y a une montagne d'étrennes sous l'arbre et nous laissons notre fille les distribuer, sachant que ça lui fait grand plaisir. S'apercevant qu'il y en a beaucoup plus à son nom, elle nous le mentionne; cela la rend mal à l'aise. Nous lui expliquons que c'est bien normal que les enfants reçoivent plus de cadeaux que les parents et que cela nous réjouit le cœur de lui en offrir. Elle nous fait un magnifique sourire puis continue sa distribution avec une gaieté évidente.

Le 28 décembre, nous allons à l'hôpital de la région pour sa petite chimio et deux jours plus tard, elle fait une grosse montée de fièvre qui nous ramène à Sainte-Justine, à notre grand désarroi. Fillette est hospitalisée sur un autre département et confinée en isolement dans sa chambre. Nous passons le jour de l'An entre quatre murs avec Dominique qui est venu nous rejoindre pour quarante-huit heures, car il est en congé. La grande distraction de ces jours est, bien sûr, les courses contre son père au jeu interactif. Je profite donc de ces moments libres pour continuer la lecture d'une série de dix gros volumes que j'avais entamée environ deux mois avant la maladie de ma fille. Les livres, à caractère spirituel, m'aident à traverser l'épreuve familiale plus sereinement.

Nous retournons à la maison le 3 janvier et l'hiver passe, le temps s'égrène et notre vie routinière consiste à se présenter aux rendez-vous pour les traitements de chimiothérapie selon le protocole établi. Vickie ne recevra que trois blocs de traitements de janvier à début mai à cause de la fièvre et de la neutropénie qui retarderont la chimiothérapie. Elle sera hospitalisée cinq fois durant cette période et lorsque cela arrive, je lis la désolation sur sa figure et moi-même je suis assez défaite. Nous sommes toutes les deux lasses de ces nombreuses hospitalisations mais j'essaie de l'encourager en calculant le nombre de blocs de traitements à recevoir jusqu'à la fin du protocole. La chimio répond bien et les médecins ne voient plus de trace de cancer dans les tests qu'elle passe régulièrement, alors cela nous encourage fortement à continuer. Mais lorsque la fièvre se pointe, Fillette en a les larmes aux yeux car elle sait ce qui l'attend. Quelle croix à porter pour nous trois, mais surtout pour notre chère enfant...

Vers la fin janvier, Dominique ramène une lettre du bureau de poste, adressée à sa fille. Quelle surprise lorsqu'elle découvre qu'elle a gagné le concours des dessins de Noël à l'hôpital ! La compagnie Pharma, qui est le promoteur du concours, a fait imprimer des cartes postales de Noël à partir de son dessin et à l'endos on y retrouve son prénom et son âge, soit sept ans. Elle découvre dans l'enveloppe une dizaine de ces cartes ainsi qu'un chèque de cent dollars à son nom. Notre chatonne est ravie et nous la félicitons, très heureux que du positif survienne enfin pour elle. Elle conserve environ cinq dollars pour s'acheter une surprise puis elle dépose le reste dans son compte scolaire pour de futurs achats qu'elle désirera. Par la suite, elle distribuera avec bonheur ses cartes postales à des parents et amis.

Comme elle ne va à l'école qu'en de très rares occasions, une enseignante est à nouveau mandatée pour venir

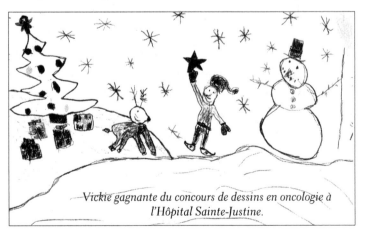

Vickie gagnante du concours de dessins en oncologie à l'Hôpital Sainte-Justine.

à la maison à raison de trois heures par semaine. Elle ne viendra finalement qu'en février et mars car dès le début d'avril, celle-ci sera en arrêt de travail pour maladie, et ce, jusqu'à la fin des classes. Elle ne sera pas remplacée faute de professeur, nous dit-on. Vickie travaille donc par elle-même dans ses cahiers d'exercices car elle tient à faire ses travaux scolaires. Je ne l'aide qu'occasionnellement à sa demande et je l'encourage à persévérer afin qu'elle puisse monter en troisième année. Je n'ai pas à insister, car elle veut être dans la même classe que ses amies pour la prochaine année scolaire. De temps à autre, nous apportons ses travaux à son professeur à l'école qui en fait la correction.

Le 12 mars, c'est le rendez-vous annuel chez l'oculariste pour le nettoyage de sa prothèse oculaire. Nous voici donc en route pour Montréal, mais cette fois-ci pour un aller-retour. Vickie est très nerveuse lorsque vient le moment d'enlever sa prothèse. Comme elle veut que ce soit moi qui lui enlève, j'acquiesce à sa demande et ça se passe très bien. Après le nettoyage, l'oculariste lui remet son œil artificiel et j'en suis bien heureuse car j'éprouve plus de difficulté à le replacer. Je crains de trop l'enfoncer dans l'orbite et de lui faire mal, ce que je ne veux absolument pas.

Un jour, je contacte la directrice afin de savoir si Vickie sera en troisième année en septembre prochain. Elle me rassure en m'avouant qu'elle est plus avancée que bien d'autres élèves de son niveau. Vers la mi-mai, notre fille perd de l'intérêt à travailler seule et n'a plus envie d'exécuter d'autres travaux à la maison. Comme ses cahiers d'exercices sont complétés depuis un certain temps déjà et corrigés avec de bonnes mentions, elle peut se reposer et profiter des beaux jours de printemps. Elle a travaillé très fort malgré la maladie et mérite grandement de débuter ses vacances estivales dès maintenant.

Pour ses huit ans, Vickie veut retourner à la Jungle magique comme l'an passé. Ainsi, le dimanche suivant sa date d'anniversaire, nous l'emmenons avec ses amies pour fêter et s'amuser. Elle a bien du plaisir mais je remarque qu'elle se fatigue plus vite que les autres jeunes, ce qui n'est pas surprenant avec tout ce qu'elle subit physiquement. Cette constatation me rend triste et amère, mais je tente de le cacher pour ne pas lui faire de peine.

C'est maintenant le moment de ses examens annuels dans différents départements. En ophtalmologie, tout est bien et rien de douteux n'apparaît dans ses yeux. Puis la spécialiste en clinique cranio-faciale ne décèle encore aucune asymétrie au niveau de son visage.

L'orthodontiste nous apprend que ses dents d'adulte sont lentes à pousser et que la racine de certaines dents du haut est très courte. Elle prévient donc Vickie de faire bien attention lorsqu'elle croque dans quelque chose de dur, comme par exemple une pomme, car ses dents avant pourraient s'arracher si la pression devenait trop forte. À partir de ce moment notre fille prend bien garde de ne pas mordre trop fort et elle me demande maintenant de couper sa pomme en morceaux pour la manger.

Le 8 mai, elle reçoit son douzième traitement de chimiothérapie; plus que deux et le protocole est terminé. Pendant son hospitalisation, je lui parle de projets pour l'été qui sera bientôt là. Elle me demande : « Est-ce que nous pourrons emmener Mauly des fois avec nous ? » Je lui réponds par l'affirmative, en autant que ses parents soient d'accord. Ma réponse la satisfait et elle réfléchit, souriante, au temps des vacances.

Revenues à la maison, nous allons faire un tour chez ma mère pendant que Dominique est au travail. Il y a un petit ermitage dans le logement du sous-sol et une des pièces fait office de chapelle. Cet ermitage offre quelques chambres à coucher à des personnes venues visiter un parent détenu au pénitencier non loin de là. Comme ma mère a accès à ces lieux, elle va prier tous les jours dans la chapelle. Je jase ce jour-là un certain temps avec elle pendant que Vickie s'applique à dessiner et lorsque tout est complété à son goût, elle nous offre à chacune un dessin. Elle nous explique tour à tour en quoi consiste exactement son illustration en nous racontant l'histoire qu'elle a inventée autour de ses personnages. Elle a beaucoup d'imagination et dans presque tous ses dessins on retrouve des chats, des chiens et des oiseaux, sans oublier les nombreux cœurs.

Ma mère nous demande ensuite d'aller prier Jésus afin qu'il continue de guérir sa petite-fille. Fillette est consentante alors nous descendons à la chapelle et rejoignons André, un frère de ma mère, qui est déjà là. Ma mère et lui se relaient et lisent à voix haute quelques prières dans le *Prions en Église*, puis oncle André lit des passages dans un bréviaire. Pour terminer, nous récitons ensemble le *Notre Père* puis trois *Je vous salue Marie*.

Peu après, je retourne à la maison avec Vickie afin d'aller préparer le souper. Lorsque nous roulons en voiture, elle me confie qu'elle a vu quelque chose de spécial chez grand-maman. Lui demandant de m'expliquer, elle me révèle : « Maman, j'ai vu Jésus en face de moi pendant les prières. » Je l'incite à me décrire ce qu'elle a vu et elle m'avoue qu'elle l'a vu par trois fois : « La première fois, il était en face de moi et il flottait un peu dans les airs. » Elle me montrera plus tard, avec sa main, une hauteur d'environ vingt-cinq centimètres du plancher. « Il était pieds nus, il portait quelque chose de rouge sur lui et en-dessous c'était comme une longue robe blanche jusqu'à ses pieds. Il avait les cheveux longs et bruns, ses mains étaient de chaque côté vers le bas et un peu écartées de lui. » Je lui demande alors s'il la regardait. Elle me dit : « Non, il regardait vers le bas. Je le voyais bouger un peu; il montait et descendait comme s'il flottait dans les airs. Ensuite, il a disparu. » Puis, peu de temps après, elle l'a revu debout derrière oncle André pendant qu'il lisait. « Jésus était penché au-dessus de mon oncle et il lisait avec lui dans son livre car je voyais ses yeux bouger. Ensuite il a encore disparu. » Puis elle cesse de parler. Je lui demande de m'expliquer la troisième fois mais elle me dit : « Oh, Maman ! Ça n'a pas de bon sens. Je dois m'être trompée. » Elle ne peut concevoir ce qu'elle a vu et hésite à me le raconter puis me répète : « Non, non, ça n'a pas de bon sens. » Je lui réitère ma demande en lui disant que je verrai bien et après quelques hésitations elle se décide et m'envoie d'un ton perplexe : « Maman, je l'ai vu couché sur la table en face de moi. » Aussitôt, une explication logique me vient à l'esprit alors je lui expose ma pensée : « Tu sais ma belle, pendant la messe, le prêtre consacre le pain et le vin sur l'autel et cela représente le corps et le sang de Jésus. Alors ce doit être ce qu'il a voulu te montrer en se couchant sur la petite table dans la chapelle, car cette table sert d'autel lorsqu'Alain célèbre la messe à cet endroit. » Vickie m'écoute attentivement, alors je poursuis : « Tu sais que Jésus s'est offert en sacrifice, comme un petit agneau qu'on immolait il y a longtemps sur un autel, pour nous sauver. Alors je pense qu'il a voulu te représenter cela de cette façon. » Elle comprend mon interprétation car elle me fait un signe affirmatif de la tête. Ensuite nous nous taisons, chacune absorbée par ses pensées. Je tente de traduire en moi-même le message de ces apparitions car je suis convaincue que ma fille n'a pas inventé de telles choses. Ma conclusion aboutit rapidement et j'admoneste Jésus intérieurement : « Mais ne me dis pas que tu veux que Vickie s'offre en sacrifice. Ne me dis pas que c'est ce que tu veux pour elle. » Dès lors, ma pensée me renvoie à la Poune alors qu'elle était âgée de huit mois et qu'elle paraissait parler avec le crucifix. Je m'imagine qu'à ce moment-là Vickie a peut-être consenti à cette mission. Puis, n'acceptant pas mon raisonnement biscornu, j'espère bien que je fabule. Par contre, je crois réellement que Jésus se révèle à elle mais dans quel but ? Ce but mystérieux me donne la chair de poule.

Je récapitule des faits hors du commun survenus au cours de sa jeune vie en craignant que l'aboutissement l'amène trop tôt loin de moi. Ainsi, j'ai été un témoin oculaire des extases de ma fille étant bébé et je suis certaine qu'il se passait là un échange accessible à elle seule. Je me souviens également que Vickie nous a dit, vers l'âge de quatre ans, que l'homme qu'elle aimait le plus au monde était Jésus et que le deuxième était son père. Cela n'est pas courant pour un enfant. Elle m'a aussi parlé l'an passé que Jésus lui parlait dans ses oreilles et maintenant voilà qu'elle me parle de visions. Et je sais qu'elle n'invente pas cela, je connais ma fille. Tout cela me fait peur, fait peur à mon cœur maternel. Et s'il lui a promis quelque chose de grandiose en retour ? Et quel est au juste ce sacrifice, s'il en est un ? Je me rappelle qu'elle m'a dévoilé qu'elle aurait une belle place au ciel, au début de la maladie, lorsqu'elle avait des crampes insupportables au ventre. Mon Dieu, que lui demandes-tu ?

Ses trois derniers blocs de chimio se déroulent bien malgré les effets secondaires toujours présents. Je calcule au fil des semaines dans combien de jours nous reprendrons une vie normale. Le début de l'été coïncide avec la fin de son protocole de traitements et la fin des classes. Quelle heureuse concordance !

Plus qu'une semaine à lui injecter dans son insuflon le GCSF nécessaire pour augmenter ses globules blancs. Plus qu'une dernière semaine à faire avaler à Vickie sa dose quotidienne de Septra qui la protège des microbes de tout acabit. Comme elle a hâte de cesser de prendre cet épais liquide rose qui lui fait lever le cœur !

Lorsque toute médication est finalement terminée, nous décidons d'aller au Parc Safari d'Hemmingford au début juillet pour fêter le début de sa rémission. Évidemment, Mauly nous accompagne et sa présence est bien appréciée par les parents d'une jeune fille qui veut partager son bonheur avec sa meilleure amie. La veille, nous allons coucher à Saint-Jean-sur-Richelieu afin d'être plus près du parc le lendemain matin et pour ne pas faire l'aller-retour dans la même journée. La température est superbe, soleil et chaleur sont au rendez-vous, et les filles s'amusent bien mais je perçois que l'entrain n'est pas comme à Disney World. En fait, Vickie n'est pas remise de sa grosse année de chimiothérapie alors je suis heureuse qu'elle ait tout l'été pour se reposer afin d'être en pleine forme pour l'école en septembre.

Fillette aime beaucoup dessiner et un jour qu'elle est seule avec moi à la maison, elle colle deux feuilles blanches ensemble et se met à crayonner. Lorsqu'elle a terminé, elle me montre son œuvre. C'est une représentation du ciel où des anges ayant chacun une auréole au-dessus de la tête se tiennent autour et sur des nuages. Il y a un soleil souriant, plusieurs cœurs roses, une croix, un chien et un chat ailés et auréolés ensemble sur un même nuage. Et au centre, tout en haut, il y a la figure d'un homme que j'imagine être Jésus. Je retourne la feuille et j'y lis les inscriptions suivantes : « Le Seigneur Tout-Puissant. Le ciel est un endroit merveilleux. Ce dessin a été créé par Vickie Morin. »

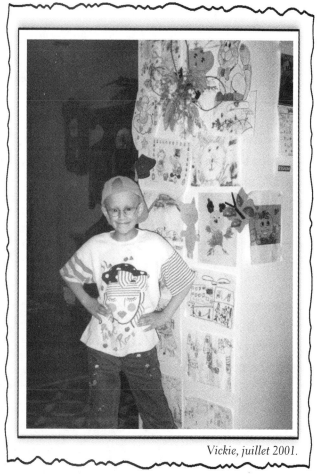

Vickie, juillet 2001.

Vickie veut être une jeune fille « cool »,
ici elle est devant une colonne à la maison où elle expose ses dessins.

Souffrance sous toutes ses formes

Celui qui souffre et se trouve dans le noir voit plus loin que le bien-portant. Comme est nécessaire le coucher du soleil pour voir les étoiles.

Chiara Lubich

Nous retournons à Sainte-Justine le 9 juillet pour le bilan de santé de notre fille. Pendant que nous attendons dans la salle de jeux de la clinique externe, je vais chercher un petit chapeau de finissant en carton où il est inscrit : « Bravo pour ton courage et ta détermination ! » Je le donne à Vickie en lui disant qu'elle mérite bien cette louange. Elle me remercie en souriant légèrement et je suis un peu surprise de sa réaction; il est évident qu'elle ne partage pas mon enthousiasme.

Le médecin nous appelle dans son bureau puis demande à notre fille d'attendre dans la salle de jeux quelques instants car il veut nous parler seuls. J'appréhende aussitôt le pire, car ce n'est pas courant qu'il ne l'invite pas à entrer. À notre grande stupeur, nous apprenons que le cancer est revenu. Dominique et moi sommes effondrés. L'oncologue nous explique ce qu'il en est et je n'entends qu'un grondement sourd dans mes oreilles. Je perçois les mots : « Il n'y a plus rien à faire. » Dominique réagit promptement et je l'entends parler de radiothérapie, traitement qu'il ne voulait plus pour Vickie depuis son jeune âge. Le médecin lui répond qu'il en parlera à un confrère spécialiste en radiothérapie dans l'heure qui vient puis nous suggère d'aller dîner en attendant. Nous allons rejoindre notre amour en tentant de nous contenir malgré la vive émotion qui nous tord les entrailles. Dès que nous sommes près d'elle, elle nous demande des nouvelles. « C'est revenu, ma chatte. » lui dis-je tristement, en faisant tout mon possible pour ne pas pleurer. Elle m'avoue alors : « Je le savais et c'est pour ça que je n'étais pas très contente du chapeau.» Je suis bouche bée et tout ce que je peux faire c'est la serrer contre moi. Nous avons tous les trois les yeux dans l'eau mais Dominique parvient à lui dire que le docteur va nous proposer un autre traitement bientôt. Je chuchote à ma fille que je prendrais sa place si je le pouvais. « Oh, non ! Maman ! Car moi je ne pourrais pas m'occuper de toi comme toi tu le fais pour moi.» Je suis sidérée et tout ce que j'arrive à prononcer c'est : « Ah ! Mon cœur !» Elle dira la même chose à son père lorsque celui-ci lui exprimera le même souhait que le mien.

Peu de temps après, nous retrouvons l'oncologue accompagné d'un spécialiste de l'Hôpital Notre-Dame qui nous proposent de la radiothérapie combinée à une nouvelle chimiothérapie expérimentale. Ce nouveau protocole consiste à exposer Vickie à une dose de radiations pendant vingt-huit jours sauf les week-ends et à l'administration de Topotécan et de Cyclophosphamide comme chimiothérapie à raison de cinq jours consécutifs en semaine, et ce, une semaine sur trois. La radiothérapie ne peut débuter tout de suite car des mesures et des marques doivent être prises préalablement; elle devra porter un masque ajusté à son visage pendant le traitement.

La nouvelle chimio qu'elle reçoit en matinée à la clinique externe commence le 12 juillet. Nous pouvons donc coucher au Manoir McDonald pendant toute la durée du protocole, ce qui fait le bonheur de notre fille. Nous passerons toutes les deux l'été à Montréal et Dominique viendra nous chercher le vendredi après-midi, après son travail, pour que nous soyons à la maison pendant les week-ends. Les effets secondaires sont moins ardus pour elle. Néanmoins, cette chimio empêche encore la repousse de ses cheveux. Comme les nausées sont moins fortes, sa qualité de vie est meilleure et Vickie se porte relativement bien. Toutefois elle doit continuer à recevoir du GCSF en seringue.

La radiothérapie s'amorce le 23 juillet à quinze heures trente et ce sera le même horaire pour tous les jours à venir. Nous voyageons en taxi pour l'aller et le retour et ce n'est pas évident lorsqu'il fait une chaleur torride et qu'il n'y a pas d'air climatisé dans le véhicule. De plus, nous quittons l'Hôpital Notre-Dame à l'heure de pointe, ce qui rend le trajet rebutant.

Les deux premières semaines de radiothérapie se passent bien et Vickie aime beaucoup le personnel de la salle numéro trois. Ils sont tous très gentils avec elle et lui font choisir des autocollants à la fin de chaque traitement aux radiations.

Le jeudi 26 juillet au soir, alors que je lis dans notre chambre, Vickie occupe son temps à écrire dans un calepin. Elle me tend ensuite une feuille en me disant qu'elle a composé un poème pour moi. Je lis aussitôt sa création intitulée :

Le poème

Tes yeux sont aussi beaux que le ciel tout rose…

Ta beauté est aussi belle qu'un arc-en-ciel doré…

Tes mains sont aussi gentilles que les mains de Marie.

À Maman de Vickie xxx

Elle m'écrira encore un peu plus tard :

Maman,

Je crois que tu es la meilleure mère au monde.

Et aussi la plus gentille. Je t'aime beaucoup.

Ta fille Vickie xxxxx

Au retour de la radiothérapie, le jeudi 2 août, ma fille reçoit de la belle visite. Monique, la mère de Mauly, qui est accompagnée également de Camay et d'une de ses sœurs, emmène sa fille cadette au Manoir McDonald, au grand bonheur de Vickie. Mauly restera avec nous jusqu'au lendemain, où nous retournerons à Labelle en début de soirée. J'avais auparavant reçu l'autorisation de Jacqueline, la directrice des lieux. Fillette ne tarde pas à lui faire visiter le manoir de long en large et moi, je suis heureuse de voir ma fille rayonnante de joie. Lorsqu'elles croisent Renelle dans un corridor, Vickie la présente à Mauly. Renelle est une nouvelle copine qu'elle a connue à la salle de jeux de l'hôpital en attendant leur chimiothérapie respective.

La semaine du 5 août est exténuante pour Vickie car elle reçoit la chimio le matin et la radio en après-midi. Elle n'a presque pas de répit entre les deux traitements car dès que l'un est terminé, je dois appeler un taxi afin de nous rendre à l'Hôpital Notre-Dame pour l'autre. Le personnel de la clinique externe de Sainte-Justine reçoit beaucoup de jeunes patients par jour alors nous ne quittons jamais avant quinze heures même si nous arrivons vers neuf heures le matin. Il va sans dire que nous devons dîner sur place et Vickie préfère manger un lunch composé de sandwichs et de crudités que je prépare le matin au manoir.

La fatigue est toujours croissante chez ma fille et je dois maintenant emporter des VomiBag dans le taxi car sur le chemin du retour elle est prise de nausées et de vomissements. Comme elle fait pitié à voir ! Elle est d'une pâleur incroyable, la chaleur l'accable et elle a le cœur au bord des lèvres. Pour finir le tout, certains chauffeurs de taxi, impatients, gueulent contre d'autres conducteurs, klaxonnent, gesticulent et montrent un doigt d'honneur. Comme si nous avions besoin de ce stress-là aussi... Heureusement qu'il y en a d'autres plus tolérants, humains et compatissants. L'un d'entre eux, dans la cinquantaine, est particulièrement gentil alors je lui demande si c'est possible pour lui de venir nous chercher tous les jours. Malheureusement, il n'a pas le droit car les chauffeurs doivent respecter une priorité entre eux. Nous avons tout de même le bonheur de le voir à deux reprises et chaque fois il n'accepte pas le pourboire que je veux lui offrir, prétextant que nous avons certainement beaucoup de dépenses. Il y aura toujours des anges sur cette terre.

Lorsque nous sommes à Labelle et que Vickie se porte assez bien, nous allons à la messe dominicale. Carole, l'agente de pastorale, offre à l'entrée quelques crayons de couleur aux enfants ainsi qu'une illustration à colorier représentant le thème de l'oraison du jour. Elle affiche ensuite les dessins sur un babillard à la sortie de l'église. Notre fille est toujours heureuse de colorier pendant la célébration et sur chacune de ses œuvres, elle ajoute sa petite touche personnelle en reproduisant d'autres personnages ou objets. Un certain dimanche, elle remet son coloriage sur le thème du baptême à Carole et, au verso, elle y a inscrit de petites phrases de différentes couleurs telles : « Bonjour Dieu. » « J'aime Jésus. » « Papa Maman, mystère de la vie. Merci ! » « Marie ! » et « J'aime la vie. »

Alors que nous prions ensemble un soir, elle m'informe qu'elle a changé la dernière phrase du *Je vous salue Marie*. Au lieu de dire : « ... maintenant et à l'heure de notre mort. Amen. », elle termine par : « ... maintenant et tout le reste de notre vie. Amen. » Je constate qu'elle préfère parler de vie plutôt que de mort et à partir de ce moment, nous réciterons toujours cette dernière phrase, à la satisfaction de ma fille.

Souvent, à l'heure du coucher, elle surveille si l'image de Jésus qu'elle a glissée sous son oreiller est toujours présente. Cela lui procure sans doute un bien-être voire une espérance mais elle demeure silencieuse sur cette habitude bien établie depuis le début de la maladie.

Une autre série de radiothérapie débute le 12 août et le lendemain, Chatonne souffre énormément à cause d'une mucosite sévère causée par l'affaiblissement de son système immunitaire. Elle est aussitôt hospitalisée et reçoit de la morphine contre la douleur. Ses lèvres sont énormément enflées et ses joues se boursouflent de plus en plus. L'intérieur de sa bouche est une plaie vive et elle est incapable de manger tellement c'est douloureux. Les médecins veulent l'intuber par le nez pour la gaver mais elle refuse. Elle a déjà vu des enfants intubés et elle en a une peur bleue. Les infirmières l'obligent alors à boire le contenu d'une boîte d'Ensure, qui est un substitut de repas complet, à chaque repas. Elle accepte le compromis et fait tout son possible pour boire à la paille même si de grosses larmes coulent sur ses joues tant la douleur est insupportable. Jamais notre amour n'émet de plaintes pendant qu'elle boit sa ration de lait vitaminé. Pourquoi tant de souffrances ? Mais quand cet horrible cauchemar finira-t-il ? J'ai si mal à ma fille !

Vickie est hospitalisée pendant huit jours et le temps me paraît interminable tant il m'est difficile de voir souffrir mon enfant. « Mon Dieu, qu'attends-tu pour l'aider ? »

Nous regagnons le manoir le 21 août et le lendemain elle a congé de radiothérapie afin qu'elle se remette un peu. Puis les traitements recommencent et je me demande où elle prend le courage et la force de traverser tout cela. Jamais de pleurs, jamais de lamentations et pourtant ce serait si normal.

Nous avons bien hâte de revenir chez nous car cela fait quatorze jours que nous sommes à Montréal. Ma fille m'avoue qu'elle s'ennuie de Mauly et espère que celle-ci pourra venir à la maison cette fin de semaine. Son vœu est exaucé et ça lui fait du bien d'avoir sa meilleure copine auprès d'elle. Elles sortent souvent dehors car l'activité préférée de Vickie cet été est la trottinette alors Mauly la suit sur une bicyclette. Leur complicité est belle à voir et je peux certainement la traduire par de la véritable amitié.

Le temps continue de s'égrener et une autre semaine de radio se passe puis une deuxième où sont combinées la chimio et la radio. Nous sommes essoufflées de tous ces va-et-vient d'un hôpital à l'autre et Vickie est particulièrement lasse. Son petit corps frêle n'en peut plus de se faire bombarder de part et d'autre. Heureusement qu'il ne reste plus qu'un traitement de radio à recevoir le lundi 10 septembre. Son père vient donc nous rejoindre pour le week-end et le dimanche nous montons à l'oratoire Saint-Joseph, à la demande de notre fille.

Comme nous sommes enchantés le lendemain que ce soit sa dernière radiothérapie ! Le personnel lui souhaite bonne chance et lorsque nous quittons l'endroit, elle m'avoue qu'elle s'ennuiera d'eux car ils ont été super gentils avec elle et qu'elle les aime beaucoup. Sa collection d'autocollants sera un doux souvenir de ces charmantes personnes.

Le soir même nous repartons pour Labelle et le jour suivant, nous sommes bien heureux d'être à la maison lorsque nous voyons à la télévision les attentats à New York sur les tours jumelles du World Trade Center et sur le Pentagone.

Deux jours plus tard survient une autre catastrophe; Vickie recommence une mucosite. J'aurais envie de crier tellement je suis peinée de la voir pâtir. Elle est hospitalisée d'urgence au Vidéotron de Sainte-Justine et elle a le visage et les lèvres si enflés que j'ai du mal à la reconnaître. Comme elle ne veut toujours pas se faire gaver, elle se force à boire des laits frappés et autres boissons fortifiantes malgré les supplices que cela lui cause.

Dans la soirée du 14 septembre, ses signes vitaux deviennent anormaux. Puis, vers vingt-trois heures, je vois une infirmière s'affairer longtemps auprès d'elle, alors je me lève et lui demande ce qui se passe. Elle m'informe que sa pression artérielle est basse; c'est la raison pour laquelle elle vient plus souvent vérifier dans la chambre. Elle m'incite à retourner me coucher en m'assurant que ma fille est sous bonne garde. Comme elle ne semble pas inquiète outre mesure, je retourne m'étendre car mon ange dort malgré tout. Un peu plus tard, je m'aperçois qu'il y a deux personnes près de son lit alors je les rejoins aussitôt. Elles me disent que le cœur de Vickie bat un peu trop lentement et que cela est causé par la morphine. Ce médicament est donc remplacé par du Dilaudid, qui est un substitut de morphine. Une infirmière demeure ensuite à ses côtés en permanence pour la surveiller et lorsqu'elle constate que son cœur ralentit, elle doit la réveiller afin qu'il revienne à la normale. Je deviens alors très inquiète car j'ai peur que son cœur arrête; je reste à son chevet la nuit durant. Je vois par les regards de ma fille qu'elle en a marre de ces réveils continuels; sa nuit est cauchemardesque et extrêmement épuisante.

Tôt le lendemain matin, le médecin la transfère aux soins intensifs afin qu'elle soit sous surveillance constante, ce que le personnel de jour ne peut se permettre car ils ont trop de travail. Je monte donc auprès de ma fille alitée dans ce lieu encore inconnu et peu réjouissant. En fin de matinée, Vickie a une grosse réaction à un médicament jaune qu'un infirmier lui a injecté. Elle se met à grelotter; elle a terriblement froid. Ses dents claquent bruyamment et elle fait des soubresauts incontrôlables. L'infirmier avise aussitôt le médecin pendant que je tente de la réchauffer en la frottant partout. Je masse ses bras et ses jambes avec une telle ardeur que je dois parfois ralentir pour reprendre mon souffle. Mais aussitôt elle me supplie de continuer, alors je recommence à frotter énergiquement sachant que ça l'aide. Ses tremblements me troublent car je n'ai jamais vu quelqu'un avoir aussi froid et j'ai envie de pleurer tellement je suis dépassée par les événements. Lorsque l'infirmier me regarde, je l'implore de faire accélérer les choses pour que cessent ces terribles réactions. Il me répond calmement qu'un autre médicament lui a été prescrit et qu'il attend de le recevoir pour le lui injecter. Il ne fait rien de plus pour la soulager et ses regards dans notre direction m'indisposent grandement.

On nous apporte finalement le fameux remède et l'observateur de tantôt l'introduit dans le soluté de ma pauvre chouette. Celle-ci grelotte encore pendant plusieurs minutes, peut-être une demi-heure, puis cela se calme, à notre grand soulagement. Sa détresse aura duré près d'une heure et je ne suis pas peu fière que ce soit terminé.

Environ cinq minutes plus tard, l'infirmier s'approche de Vickie avec une seringue contenant du liquide jaunâtre. Comme je reconnais le médicament, je lui dis : « Tu ne vas pas lui en redonner. Ça va lui refaire le même effet. » Il m'explique qu'il doit absolument lui donner toute la dose prescrite, car sa vie peut en dépendre. Je n'en crois pas mes oreilles. J'envoie tout haut : « Ce n'est pas possible que Vickie doive encore subir cela ! » Il me rassure en disant qu'il n'en reste pas beaucoup dans la seringue et qu'il possède maintenant l'antidote pour contrer l'effet secondaire, effet qui n'est pas dangereux même s'il est impressionnant à voir, me dit-il. Vickie accepte de le recevoir et peu après l'injection elle se remet à trembler. Je la masse à nouveau de mon mieux mais plus posément car l'effet est moins prononcé et de plus courte durée cette fois-ci. Je suggère ensuite à ma fille d'essayer de dormir car les quinze dernières heures ont été très ardues pour elle.

Une infirmière vient la chercher une heure plus tard pour la ramener à sa chambre en oncologie; ses signes vitaux se sont enfin stabilisés. Nous sommes toutes les deux apaisées de retrouver ce lieu et de pouvoir enfin relaxer, car nous en avons grandement besoin.

Dominique arrive de Tremblant peu après et je lui raconte une partie de l'horreur que notre fille a traversée en plus des maux provoqués par la mucosite. À sa septième journée d'hospitalisation, elle doit repasser différents examens en vue d'un bilan de santé, puis c'est le retour tant espéré au foyer.

Chatonne va passablement bien mais elle est amaigrie et faible. Elle doit recevoir trois transfusions sanguines au cours du mois. Et le 16 septembre, elle est très déçue de rater le spectacle des Baby Spice à Saint-Jovite. Elle aime beaucoup ce groupe de jeunes chanteuses et tenait vraiment à y aller. Elle connaît plusieurs de leurs chansons et aime bien les imiter, micro en main, à la maison. D'ailleurs, elle possède toutes leurs vidéocassettes et les visionne souvent.

Douze jours plus tard, nous retournons à Montréal pour une autre semaine de chimio mais celle-ci est reportée d'une semaine, toujours pour la même raison; le manque de neutrophiles dans son sang. Ainsi, le 8 octobre, nous voilà à nouveau à l'hôpital pour le traitement et le médecin nous informe qu'il n'y a plus de trace de cancer, que la masse sur sa joue gauche a disparu et que seulement une autre semaine de chimio sera nécessaire. Je suis bien heureuse de ce constat mais tout de même perplexe, car il ne nous apprend pas cela avec le sourire aux lèvres et j'en déduis qu'il s'attend à une rechute.

Pendant que nous attendons Dominique qui viendra nous chercher en fin de journée, l'éducatrice du Vidéotron s'amène et demande à Vickie si elle aimerait rencontrer le chanteur Martin Deschamps et faire une petite entrevue avec lui durant quelques minutes. Comme elle accepte, la dame lui demande de préparer quelques questions qu'elle aimerait poser au chanteur et l'informe qu'un jeune garçon sera aussi avec eux et qu'ils seront filmés. Vickie est ravie et me demande de l'aider à trouver des questions. Nous nous mettons tout de suite à la tâche et une demi-heure plus tard, nous rencontrons Martin et son équipe qui arrivent dans le corridor. Après s'être installés, les deux jeunes malades sont invités à entrer dans le local et le chanteur fait connaissance avec eux. Il leur explique comment il procédera puis le tournage débute et la discussion suit son cours. Martin les questionne d'abord sur leur maladie respective, alors chacun lui mentionne le nom de son cancer et les traitements qu'il subit. Le chanteur rock fait ensuite des farces avec eux puis dit à notre fille qu'elle est une princesse car c'est écrit sur son chapeau. Par deux fois il lui affirme qu'elle est rigolote, car elle sourit tout au long de l'entretien. Il répond ensuite aux questions du jeune David se rapportant à son propre handicap et lui avoue qu'il est ainsi depuis sa naissance. Finalement, il invite ses deux amis à envoyer la main avec lui aux téléspectateurs pour les saluer. L'enregistrement terminé, les jeunes participants apprennent qu'ils recevront chacun le CD de Martin, intitulé « Diffé-rent », en guise de remerciement pour leur collaboration. Notre fille a bien répondu aux questions du chanteur malgré sa timidité. Elle est heureuse de son expérience et raconte à son père, lorsqu'il arrive, que Martin est bien gentil.

Un soir que nous sommes à la maison et que nous nous apprêtons à aller nous coucher, Vickie se rend au salon sans dire mot. Elle se place devant un cadre de Jésus et de Marie accroché au mur que nous avons acheté à l'oratoire Saint-Joseph lors de notre dernière visite. Je l'entends ensuite parler à voix basse et je constate qu'elle est en train de prier. Elle cesse après quelques minutes puis se dirige vers sa chambre. Je vais la rejoindre au lit peu après et là, elle m'avise que dorénavant elle priera tous les soirs devant cette image avant de se coucher. Cachant ma surprise, j'encou-rage son intention et tout à coup, une pensée lui tra-verse l'esprit. Elle se relève rapide-ment et me dit : « Viens, suis-moi, je vais te montrer comment faire. »

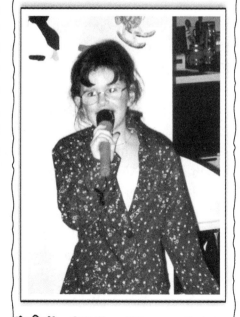

Vickie, 7 ans, chantant une chanson anglaise bien connue, juste avant la découverte de son deuxième cancer.

Je l'accompagne docilement au salon et écoute ses consignes. Elle m'explique sérieusement le rituel : «Tu te places ici — soit à environ un mètre du mur —, en face de Jésus et de Marie et là tu pries. Et tu le fais tous les soirs.» Elle me signifie cela non comme une proposition, mais comme une règle à suivre. J'ai envie de sourire mais je me retiens et lui dis que je vais tenter de ne pas l'oublier; je lui prie de me le rappeler si tel était le cas. Nous retournons ensuite nous coucher; Vickie est souriante et semble heureuse de ma coopération. Je réalise encore combien ma fille a la foi et son exemple raffermit la mienne. Elle ne se rend pas compte que de tels gestes sont rares chez les jeunes de son âge et je suis certaine que sa disposition au sacré sort de l'ordinaire.

Comme je savais que Vickie n'irait probablement pas à l'école tout de suite, j'ai à nouveau fait la demande pour un professeur à la maison avant le début de l'année scolaire. C'est maintenant Sylvianne, son ancien professeur, qui vient chez nous à raison de deux heures par semaine après l'école et lorsque nous y sommes. Toutes deux s'installent alors au sous-sol dans la salle d'ado que Dominique a aménagée pour notre fille. Ainsi, elles sont plus à l'aise que dans la cuisine, où je peux faire du bruit en préparant le repas. De plus, ça fait certainement du bien à Fillette d'être avec quelqu'un d'autre que moi. L'apprentissage de l'anglais est obligatoire en troisième année et Vickie aime beaucoup cette nouvelle matière qu'elle assimile rapidement.

Notre fille passe assez de temps à l'ordinateur durant le jour et principalement en utilisant un logiciel offert depuis peu par son père afin d'apprendre le doigté pour taper au clavier. Elle s'exerce au moyen des différents jeux proposés puis il y a des contrôles pour évaluer son rendement. Cela l'amuse beaucoup et elle est fière de sa performance.

Hélène vient également faire des massages à Vickie à l'occasion et ils sont toujours bien appréciés par celle-ci. Ensuite elles s'adonnent ensemble à une autre activité lorsque le temps le permet. Notre fille est somme toute assez occupée lorsque nous sommes à la maison, mais elle s'ennuie de ne pas être en classe avec ses amis.

Un jour exceptionnel où elle est à l'école, un garçon de cinquième année qu'elle ne connaît pas la rencontre dans le corridor et lui lance : « Tu peux l'enlever ton chapeau, on sait que tu n'as pas de cheveux.» Puis, sans plus attendre, il lui arrache le chapeau de la tête pour le lui remettre peu après. Vickie reste bouche bée. Mauly est avec elle et toutes deux continuent leur chemin en l'ignorant. Comme elles croisent leur professeur par la suite, Mauly lui raconte ce qui vient de se passer. Sylvianne intervient dès lors auprès du garnement et les filles en sont bien heureuses.

Revenue à la maison, Vickie me raconte sa mésaventure mais ne semble pas trop affectée. Je rage intérieurement mais je lui dissimule cela, car je ne veux pas l'affliger davantage. Je lui conseille de ne pas s'en faire outre mesure; des écervelés, il y en a partout. Elle tourne la page rapidement et n'en parle plus.

Un jour qu'elle reçoit de la chimio en clinique externe, Martin Deschamps présente gratuitement une partie de son spectacle Tournée 2001 : « Comme je suis » à l'auditorium de l'hôpital. Nous allons donc voir la prestation du chanteur, en compagnie de ma sœur Ginette qui est venue nous rendre visite. Avant la représentation, Martin invite les jeunes à se rendre à l'avant alors Vickie ne tarde pas à aller s'asseoir juste à ses côtés. Des photographies sont prises avec lui puis les enfants reprennent leur place. Le spectacle terminé, le rockeur s'installe à la sortie pour si-

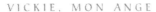

gner des autographes sur un poster qui a auparavant été remis à chaque jeune. La file est longue mais Chatonne tient beaucoup à le revoir, alors elle attend patiemment son tour. Martin lui signe sur son poster : « À Vickie, la princesse ! » en lui mentionnant qu'il n'y a qu'une seule autre personne qu'il surnomme comme ça. Ma fille me dira par la suite : « Maman, l'autre princesse, ça doit être sa blonde. » Et elle n'a pas tort.

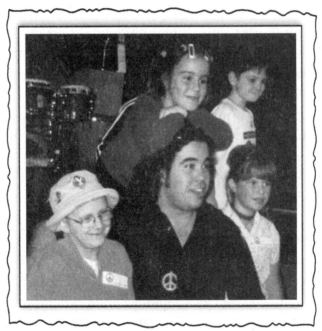

Automne 2001.
Vickie à la droite de Martin Deschamps
lors d'un spectacle à Sainte-Justine.

D'étranges visiteurs

Les yeux de l'esprit ne commencent à être perçants que quand ceux du corps commencent à baisser.

Platon

Une tempête de neige s'abat sur notre région à la mi-octobre et il y en a assez pour faire la joie des enfants. En soirée, il neige encore à gros flocons et comme la température est douce, Vickie désire sortir dehors. Je l'accompagne donc à l'extérieur et lui suggère de la tirer en traîneau dans la rue, qui est peu achalandée, car elle est encore affaiblie par les traitements. Elle en est bien ravie et au bout de quelques minutes, elle me somme d'aller plus vite. J'obtempère pour lui plaire et alors que je tourne un peu trop vite, elle glisse du traîneau et tombe par terre. Elle se relève en riant puis reprend sa place afin de continuer la promenade. Nous avons bien du plaisir, mais après un certain temps je suis hors d'haleine alors Dominique, qui nous a retrouvées, prend la relève en l'invitant à monter dans sa grosse pelle en plastique. Il l'enjoint de bien s'agripper puis la fait virevolter en faisant glisser rapidement la pelle sur la neige. Les rires fusent de toutes parts et je constate en les observant comme il est bon de s'amuser en famille.

Deux jours plus tard, notre fille se plaint de douleurs au côté gauche. Je profite donc de notre visite à l'hôpital en vue d'un prélèvement sanguin pour qu'un médecin de l'urgence l'examine et lui prescrive des radiographies. Comme celles-ci ne révèlent rien d'anormal, nous pensons qu'elle s'est peut-être étiré un muscle en jouant dans la neige.

Un jour, Dominique entend Vickie parler seule en passant devant sa chambre, alors il s'approche un peu et s'aperçoit qu'elle est en train de prier à haute voix. Il se permet d'entrer et lui fait gentiment la remarque qu'il l'a entendue prier. Vickie n'est pas heureuse de cela; elle est intimidée et choquée à la fois. Voyant son inconfort, le papa s'excuse de l'avoir dérangée, l'assure que ça ne se reproduira plus et que dorénavant, il lui demandera la permission avant d'entrer.

J'ai également été témoin auditif des prières de ma fille mais j'ai toujours respecté son jardin secret. Je sais que Jésus y a une grande place et jamais je ne pourrai nier ce fait. Ce qui m'inquiète c'est que ce Jésus la rappelle à Lui car je ne peux m'imaginer perdre ma fille bien-aimée. J'espère inlassablement un miracle et c'est à cet espoir que je m'accroche toujours et toujours.

Alors que je suis seule avec Vickie, Dominique étant au travail, elle s'approche tout bonnement de moi et me dit : « Maman, moi si je mourais je ferais deux jours de purgatoire. » Son affirmation me stupéfie mais je lui réponds : « Oh, non ! Ma chatte. Toi, tu as un petit cœur pur alors tu monterais directement au ciel. » Puis nous n'en parlons plus ni l'une ni l'autre, mais je me questionne en mon for intérieur où elle a pu prendre pareille idée.

Au retour de son père ce jour-là, notre fille va le rejoindre au sous-sol et lui répète la même allégation. Lui aussi est bien surpris et sa réponse est similaire à la mienne. Il me raconte l'anecdote le soir même, alors que Vickie est endormie et nous pouvons constater que notre petite chérie ne cessera jamais de nous étonner.

Le week-end avant le jour de l'Halloween, la station touristique de Tremblant organise des activités pour les jeunes dont une chasse au trésor. Vickie désire y participer et invite Mauly à l'accompagner avec notre consentement. Nous partons donc en voiture en compagnie de deux petites sorcières de Poudlard. Dès notre arrivée, elles vont quérir des friandises dans les différents magasins puis se rendent au lieu de rassemblement pour recevoir les indications de la chasse. Papiers explicatifs en main, nous déambulons tous les quatre sous la neige qui tombe abondamment, à la recherche d'indices. Nous rencontrons une multitude de sorciers et sorcières de la trame d'Harry Potter, en quête d'un trésor fameux. Au bout de quelque temps, Vickie est lasse de marcher alors nous retournons à la maison plus tôt que prévu. Les filles sont tout de même satisfaites de leur petite escapade et elles inspectent minutieusement leurs trouvailles sur le chemin du retour.

La chimio que notre fille devait recevoir le 29 octobre est encore retardée pour cause de neutropénie, et ce, malgré le GCSF que nous lui administrons. Ainsi nous devons nous rendre deux fois par semaine faire vérifier l'état de son sang à l'hôpital de notre région jusqu'à ce qu'elle reçoive le feu vert pour un autre cycle de traitements. Notre fille est bien heureuse de constater qu'elle fêtera l'Halloween dans notre patelin.

Dans l'après-midi du 30 octobre, Vickie s'enferme dans sa chambre après m'avoir avertie de ne pas y entrer parce qu'elle est occupée à quelque chose. Je devine qu'elle me prépare une carte de fête car ce sera mon anniversaire dans quelques jours. Soudain, elle en sort apeurée en criant : « Maman ! Maman ! » Je me précipite vers elle en tentant de comprendre ce qui se passe et elle me dit nerveusement : « Maman, il y a des esprits près de moi et je n'aime pas ça. » Je lui demande de s'expliquer, alors elle me répond : « Quand j'étais petite ils étaient là et maintenant ils sont revenus. » « Comment ça, revenus ? » Elle me rétorque alors : « Ah ! Laisse faire. » Je la questionne à nouveau mais elle ne veut plus du tout en parler alors je la laisse tranquille. Je songe à ce qui vient de se produire et je fais aussitôt le lien avec la période des « mystérieuses croix » de son enfance.

Le lendemain, jour de l'Halloween, Chatonne veut encore se déguiser et aller recueillir des bonbons. Cette fois-ci elle y va avec une autre petite sorcière prénommée Raphaëlle. Revenue à la maison, elle est heureuse de sa cueillette fructueuse mais tout de même fatiguée de sa randonnée. Notre fille veut vivre sa vie comme tous les autres jeunes de son âge malgré la maladie et je me demande souvent où elle trouve l'énergie nécessaire pour participer aux différentes activités. Ceci bien entendu lorsqu'elle n'est pas hospitalisée.

Ainsi, le dimanche 14 octobre nous étions toutes les deux à Saint-Jérôme, à plus d'une heure de voiture de chez nous, afin de retrouver des membres de Leucan aurentides pour un brunch familial. Le thème de la rencontre étant

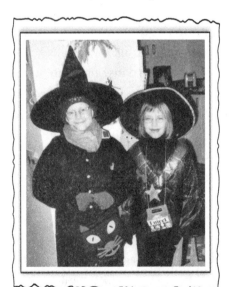

Halloween 2001.
Vickie et Raphaëlle.

l'Halloween, je n'ai pu passer à côté car cette fête est une des préférées de ma fille.

La veille de mon anniversaire, ma mère me téléphone pour m'inviter à dîner au restaurant puis demande à parler à sa petite-fille. Je sais qu'elles concoctent ensemble un petit secret, chose particulièrement appréciée par Vickie, mais je reste discrète lorsqu'elle raccroche. Ma mère nous rejoint et nous partons ensemble pour L'Annonciation. Le repas terminé, ma mère se lève en faisant signe à Vickie et me prie de les attendre en buvant un café. Fillette me regarde en souriant et je fais mine de ne pas comprendre ce qui se passe. Elles se dirigent dans un local adjacent, qui est une boutique de cadeaux, et peu de temps après elles reviennent avec un présent choisi par Vickie. Elle est bien heureuse de me le remettre : « Tiens, c'est de la part de grand-maman et de moi. » Je lis la carte de fête puis je déballe un beau bibelot où il y a des geais bleus perchés sur un baril de pommes rouges. Je lui confie qu'elle a fait un très bon choix puis je les remercie et les embrasse.

Le lendemain, elle m'offre une lettre qu'elle a écrite spécialement pour mon anniversaire. Je découvre les mots suivants :

> *Chère maman,*
> *Je te souhaite une belle fête remplie d'amour*
> *et je t'ai écrit un poème :*
> *Une maman, quand on a besoin de quelque*
> *chose tu es toujours là.*
> *Une maman c'est très précieux pour moi.*
> *Tu es un vrai trésor.*
> *Bonne journée remplie de joie !*
> *Ta fille Vickie qui t'aime très fort xxx*

De septembre à décembre 2001, le grand reliquaire de sainte Thérèse de Lisieux est transporté partout à travers le Canada et se retrouve à Saint-Jovite le 2 novembre. J'invite alors ma fille, si elle le désire, à venir le voir avec moi car il ne reviendra certainement pas avant longtemps. Vickie connaît assez bien la vie de la petite Thérèse car curieusement, je lisais durant les soirs d'été son autobiographie intitulée *L'histoire d'une âme* et Fillette me demandait de lui raconter chaque chapitre que je venais de terminer. Sa vie l'intéressait ainsi que celle d'autres saints dont j'ai également lu les biographies. Elle me posait souvent des questions à ce moment-là pour en savoir davantage et pour mieux comprendre certains faits.

Nous allons donc, en compagnie de ma mère, à l'église du village voisin où est exposé le reliquaire. Le coffre où sont déposés des ossements de la sainte est très beau et bien travaillé. Il est placé à l'intérieur d'un boîtier en plastique rigide et transparent pour être protégé et afin qu'il soit bien visible pour les visiteurs. Tout autour se trouve une grande quantité de roses rouges sûrement parce que sainte Thérèse de l'Enfant-Jésus est reconnue pour être la sainte aux roses. Beaucoup de personnes sont présentes mais nous n'avons pas de difficulté à nous en approcher assez rapidement. Chacun touche au reliquaire en récitant une prière ou encore en demandant une quelconque faveur. Je fais de même en lui demandant d'intercéder auprès de Dieu pour la guérison de ma fille. En fait, je lui quémande un miracle. Ma prière terminée, je recule un peu et, cherchant Vickie des yeux, je l'aperçois à l'autre extrémité du reliquaire. Elle est concentrée et tient sa main droite posée sur le boîtier. Elle prie ainsi pendant plusieurs minutes avec beaucoup de ferveur et j'attends qu'elle ait terminé pour la rejoindre. Je suis étonnée de la voir si intériorisée. La surveillante, qui nettoie régulièrement les empreintes de doigts, s'avance vers elle et lui remet un pétale de rose. Je pense alors qu'elle a dû remarquer sa piété. Elle recommande à Vickie de le faire sécher dans un livre pour bien le conserver. Fillette est heureuse et prend bien soin de ne pas le froisser en le tenant délicatement dans un dépliant intitulé : « À la rencontre du Christ ».

Les jours passent et Vickie ressent encore des esprits près d'elle mais seulement lorsqu'elle se retrouve seule. Elle ne peut s'empêcher de courir vers moi apeurée chaque fois que cela se produit. Son père lui propose un jour de leur parler et de leur expliquer qu'elle n'aime pas qu'ils se manifestent ainsi. Comme elle demeure muette là-dessus, je ne sais pas si elle ose le faire. Cependant, un peu plus tard, elle envisage elle-même une solution à son problème : « Maman, maintenant je vais rester là et je vais demander à Jésus de les éloigner de moi. » Je lui réponds que c'est là une très bonne idée. En fait, je n'ai jamais vraiment su comment l'aider face à cela et je me sens bien bête de ne pas y avoir songé moi-même.

Mais qui sont ces étranges visiteurs ? Et pourquoi viennent-ils à elle ? Je suis certaine que ce ne sont pas des hallucinations car ma fille ne prend pas de médicament susceptible d'en provoquer. Outre le GCSF pour son sang et le Septra qui est un antibiotique, elle prend des antinauséeux les jours où elle reçoit de la chimiothérapie et l'effet de somnolence est de seulement quelques heures. De plus, les Gravol et autres remèdes de même acabit ne sont pas des hallucinogènes.

Un miracle, mon Dieu !

L'espoir… cette petite chose ailée toujours perchée
au fond de notre âme.

Alors que nous nous apprêtons à retourner à l'Hôpital de L'Annonciation pour une autre analyse de sang, Vickie me révèle qu'elle a parfois des douleurs sur le côté gauche et que présentement cela lui fait un peu mal. J'informe donc l'infirmière à notre arrivée et celle-ci avise le médecin de l'urgence qui lui fait immédiatement passer des radiographies. Comme nous irons bientôt à Sainte-Justine pour la chimio, son sang étant maintenant normal, il me remet les photographies en m'indiquant qu'il a vu une petite tache suspecte sur le poumon gauche. Il me demande d'apporter ces clichés à son médecin traitant à Montréal et que celui-ci lui fera probablement passer des examens plus approfondis. Il ne veut pas se hasarder davantage devant mes interrogations au sujet de la tache alors je repars assez inquiète.

Nous voilà à nouveau au Manoir McDonald, le 18 novembre, pour une autre série de traitements. Après une bonne nuit de sommeil, nous traversons à la clinique externe en matinée et Vickie est de bonne humeur et contente de revoir son monde. Je remets les radiographies et n'en entends plus parler de la journée.

Le soir venu, alors qu'elle prend son bain, elle me demande d'aller réchauffer sa serviette dans une sécheuse. Je fais cela chez nous afin de l'emmitoufler à la sortie du bain. Mais cette fois-ci je n'aime pas l'idée et lui notifie : « Tu sais ce qui se passe parfois lorsque tu es seule, n'est-ce pas ? » Elle comprend bien ce que j'insinue mais elle m'incite à y aller tout de même. Je l'avertis alors que, quoi qu'il arrive, elle devra rester assise car je ne veux pas qu'elle glisse en sortant du bain. Comme elle accepte ma consigne, je lui rappelle que la salle de lavage est à seulement deux chambres de la nôtre et que je ferai cela rapidement. Je pars donc et environ deux minutes plus tard, alors que je reviens dans le corridor, je l'entends m'appeler à tue-tête. Je cours la rejoindre et la retrouve, toujours assise dans l'eau, mais médusée. Elle se détend un peu en me voyant puis me confirme leur présence. Je l'aide à sortir du bain, je l'emmaillote dans la serviette chaude puis l'assois sur moi afin de la réconforter. Mais pourquoi rôdent-ils ainsi autour de ma fille ?

Vickie en est à son quatrième jour de traitements, toujours en clinique externe à Sainte-Justine, lorsque le médecin vient nous voir à la salle de jeux. Il me demande de le rejoindre à son bureau et prie Vickie de rester là quelques instants car il veut me parler. En entrant dans son bureau, il s'enquiert où est Dominique, alors je lui réponds aussitôt qu'il est au travail. Des frissons me parcourent le corps car je sais qu'il se passe quelque chose d'anormal. Sans plus attendre, il m'apprend que des métastases sont rendues aux poumons de Vickie et que c'est assez avancé. J'ai le cœur qui bat à cent à l'heure et les seuls mots qui montent en moi sont : « Ah, mon Dieu ! Ah, non ! » car je connais l'issue probable de ce diagnostic. J'ai beaucoup de difficulté à contenir mes larmes et ma respiration est ardue car tout se contracte à l'intérieur de mon corps. Comme je voudrais que Dominique soit avec moi en ce moment ! J'arrive tout de même à parler et je demande au médecin combien de temps il lui reste à vivre. « Difficile à dire, c'est différent d'une personne à l'autre. Peut-être de deux à trois mois, peut-être aussi qu'elle ne se rendra pas aux Fêtes. » Incroyable ! Vraiment incroyable ! Je n'en crois pas mes oreilles et des larmes commencent à couler comme une pluie subite. Je suis complètement démolie, anéantie, mais il faut que je me contienne car je dois retourner auprès de ma fille d'amour. Mais comment vais-je faire pour lui annoncer pareille calamité ? Les mots s'entrechoquent dans ma tête; un tourbillon, une tornade, un cyclone se déchaînent et je vois que le médecin me regarde. Je tente de ramener ma respiration à la normale tout en lui disant que pareille nouvelle est très difficile à avaler. Il me comprend. Je le questionne à savoir s'il n'a pas un autre traitement à proposer, alors il me suggère trois alternatives. La première : arrêter tout. La deuxième : d'autres traitements de radiothérapie qui diminueraient les tumeurs mais n'arrêteraient pas à long terme la multiplication des cellules cancéreuses. La troisième : la combinaison de Célébrex, un anti-inflammatoire, et de Vinblastine, qui est un médicament utilisé en chimiothérapie pour ralentir la progression des métastases. J'opte pour ce dernier choix en pensant que Dominique irait dans le même sens. Avant de débuter ce nouveau protocole, Vickie devra subir des examens : tomodensitométrie, scintigraphie osseuse et radiographie. Je suis un peu soulagée de cette panacée, même si je sais qu'elle ne fera pas de miracle. Pour le miracle, je quémande ailleurs et je m'y cramponne comme à une bouée de sauvetage.

Je retourne à la salle de jeux en tentant de dissimuler le plus possible mon désarroi mais dès que je suis auprès de ma fille, je sais par son expression qu'elle a remarqué ma peine. Elle veut connaître aussitôt les dires du médecin alors je lui réponds calmement pour ne pas l'apeurer davantage : « Mon cœur, il y a du cancer sur tes poumons mais nous allons essayer un nouveau protocole. » Envahie par la peur, elle s'écrie à haute voix : « Maman, est-ce que je vais mourir ? » Mon cœur éclate en entendant ces mots. Tout de suite je la serre contre moi et lui répète que nous essaierons le nouveau protocole. Elle s'aperçoit tout à coup que des gens la regardent alors elle retrouve sa chaise puis me sourit. Comme elle fait pitié à voir ! J'ai envie de pleurer tellement j'ai mal. Chatonne reprend un air normal mais je sais qu'en elle-même la peur l'étrangle; la peine s'infiltre dans tout son corps; les tourments l'envahissent. Pauvre chatte ! Pauvre amour ! Pourquoi tant de souffrances ! Mais pourquoi !

Nous revenons au Manoir McDonald lentement et le cœur lourd. Nous allons directement dans notre chambre et tentons chacune à notre façon de digérer l'atroce verdict. Vickie s'étend sur le lit et « pitonne » sur son Game Boy. Je la rejoins, livre en main, mais je n'arrive pas du tout à me concentrer sur ma lecture. Nous ne parlons plus de rechute, ni de cancer, ni de traitement. Je ne lui parle pas de la mort; j'en suis incapable. Je garde toujours une étincelle d'espoir car je crois aux miracles et j'espère que c'est de même pour ma fille.

En fin d'après-midi, je me rends dans le couloir pour téléphoner à Dominique afin qu'il vienne nous chercher puis je lui annonce l'horreur. Il reste d'abord interdit puis les sanglots l'étouffent. Finalement il parvient à me dire qu'il partira dans quelques minutes pour nous retrouver.

« Mon Dieu, c'est maintenant à ton tour d'agir pour la guérison de Vickie. Tu es notre seul espoir. »

Sur le chemin du retour, Dominique propose à Vickie d'organiser un party de Noël pour elle et ses amies. Notre fille est étonnée de ce projet, d'autant plus que l'idée vient de son père. Pendant le trajet nous élaborons ensemble les idées pour la préparation de la fête et Fillette est heureuse et fébrile tout à la fois.

Une fois parvenu à la hauteur de la ville de Saint-Jérôme, Dominique bifurque de l'autoroute pour se rendre au Carrefour du Nord. Il nous annonce que depuis quelque temps il veut effectuer un certain achat et qu'à présent le moment est venu. Je regarde Vickie, souriante à l'arrière, qui interroge son père sur la mystérieuse acquisition, mais il lui mentionne que c'est une surprise. Nous entrons au centre commercial, le père portant sa fille dans ses bras, et nous nous rendons au Zellers. Il s'informe du jeu Game Cube qui vient tout juste d'être mis sur le marché puis l'achète avec deux cassettes de jeux qu'il choisit avec Chatonne. Celle-ci est ravie et tous deux se promettent de belles parties dès notre arrivée à la maison.

Les jours suivants, mère et fille s'occupent d'établir la liste des préparatifs de la petite fête. Nous prévoyons des jeux et je fais en sorte qu'ils ne soient pas épuisants pour Vickie. Nous notons les denrées à acheter pour le léger goûter et nous pensons à la décoration qui, somme toute, sera assez simple.

Alors que nous sommes parties acheter des surprises pour les gagnants des jeux, Dominique en profite pour téléphoner à une compagnie de location de bouteilles d'oxygène. Nous savons que notre fille en aura besoin dans peu de temps, d'où la nécessité d'agir rapidement. À ce jour, Vickie n'a pas encore de difficulté à respirer, cependant je remarque qu'elle a moins de souffle qu'avant. Pauvre petit cœur ! Se doute-t-elle de ce qui l'attend ? Je sais qu'elle vit un jour à la fois car elle nous a déjà dit qu'il ne servait à rien de se morfondre pour le lendemain. Or, ces temps-ci, elle se concentre sur son party et elle est de bonne humeur. Dominique et moi, sachant ce que l'avenir lui réserve, sommes très inquiets et cela nous stresse au point que l'on parle parfois trop fort et même que l'on se querelle. Nous avons souvent de la difficulté à nous contenir tellement la situation est insupportable, et ce, malgré les efforts pour ne pas faire de peine à notre fille chérie.

An début de l'après-midi du 2 décembre, les jeunes arrivent à la maison, heureuses de revoir leur copine et de participer à la fête. L'atmosphère est enjouée et ça me fait du bien de voir Vickie joyeuse. Comme c'est moi qui anime la rencontre, j'alterne entre les jeux où la gagnante choisit un cadeau parmi les surprises emballées et la remise d'un présent à Vickie apporté par chacune de ses amies.

Au cours d'un jeu de mime, Vickie s'esclaffe de rire en voyant Mauly tenter d'imiter une momie en s'étendant par terre et en se tenant le plus raide possible. Comme c'est bon de l'entendre rire ainsi ! Il y a si longtemps que je ne l'ai pas vue avoir vraiment du plaisir. S'il n'y avait eu que ce rire durant la fête, ça valait quand même la peine de l'avoir organisée. Ce rire m'enchante et me bouleverse à la fois; toute une gamme d'émotions se bouscule en moi et j'ai envie de pleurer. Mais pourquoi n'a-t-elle pas le droit de vivre comme les autres ? Cette question me hante continuellement depuis la fatidique annonce.

La fête suit son cours avec le jeu qui consiste à chanter un bout de chanson et à faire deviner le titre aux autres. Les filles sont timides et la plupart disent qu'elles ne se rappellent plus des mots. Vickie se met alors à chanter en anglais et certaines arrivent à identifier la chanson. Après sa courte prestation, Fillette est essoufflée et tousse un peu.

Après le goûter, je laisse les filles s'amuser ensemble et en fin d'après-midi les parents reviennent les chercher. Vickie est satisfaite de son party de Noël mais ses amies parties, je la vois devenir songeuse. Je m'imagine ses pensées et cela me fend le cœur.

Deux jours plus tard nous faisons un voyage aller-retour à Montréal pour rencontrer le médecin. Notre fille doit passer quelques petits tests, soit prise de sang, pression sanguine, etc. Ensuite l'oncologue nous explique le nouveau protocole que nous devons signer en guise d'accord, comme ce fut le cas pour tous les autres. Ce traitement débutera dans une semaine mais le jour précédent, Vickie devra à nouveau passer des examens : tomodensitométrie, résonance magnétique et radiographie des poumons.

Pendant que Fillette est avec son infirmière Julie, le médecin nous demande de signer une ordonnance de non-réanimation au cas où le cœur de notre enfant viendrait à s'arrêter. Comme ça fait mal d'entendre cela ! J'ai la main tremblante car j'ai l'impression de signer son arrêt de mort; cela me paraît tellement insensé ! Son père et moi ne pouvons toutefois qu'obtempérer car nous savons qu'il ne sert à rien de faire de l'acharnement thérapeutique sur notre enfant. Si son cœur venait à s'arrêter, nous ne voudrions pas la faire réanimer et qu'elle souffre inutilement. Je pense en moi-même que si elle passe de l'autre côté, elle sera enfin libérée de son calvaire et accueillie par l'Amour parfait. Mais ici c'est mon rationnel qui raisonne car mon cœur de maman s'accroche de toute son âme à l'avènement d'un miracle.

Dominique est en arrêt de travail le lendemain, avec l'accord de ses patrons, afin de profiter de chaque journée que Dieu accordera à sa princesse chérie. Notre but est maintenant de lui rendre la vie la plus agréable possible et de lui faire plaisir. Nous satisfaisons donc son désir en allant tous les trois à l'aqua-club La Source à Tremblant. C'est un lieu où on trouve entre autres des piscines et des bains tourbillon. Solidaires dans notre épreuve, les patrons nous offrent gratuitement l'entrée, et ce, chaque fois que notre fille désirera s'y rendre. Nous passons ainsi une partie de l'après-midi à nous baigner et Vickie est particulièrement heureuse que son père nous accompagne. Celui-ci la promène souvent sur un matelas pneumatique afin qu'elle se repose tout en profitant de l'eau.

Comme nous nous apprêtons à partir, André, un compagnon de travail de Dominique, nous invite à aller retrouver Marina, une autre collègue, qui a quelque chose à nous remettre. Parvenus à son bureau, elle nous tend une enveloppe contenant de l'argent qui a été amassé parmi tous les employés de la station récréative. Elle nous incite à nous gâter puis nous souhaite de passer de très belles Fêtes. Nous la remercions chaleureusement puis lui demandons de remercier également en notre nom tous les généreux bienfaiteurs.

Le 9 décembre, nous retournons coucher au Manoir McDonald et le lendemain Chatonne subit sereinement les différents examens recommandés. Pendant la première semaine du protocole, elle recevra seulement du Célébrex en capsules et demeurera trois jours sous surveillance médicale à l'hôpital. Ensuite nous irons dans notre région pour continuer le traitement.

De retour à la maison, notre fille est charmée de la proposition que lui fait son père. « Que dirais-tu si nous couchions tous les trois ensemble dans ta salle de préado ? » Elle nous regarde en souriant puis s'exclame : « Ah, oui ! » Dominique a vraiment trouvé la bonne idée pour lui faire plaisir car elle affectionne particulièrement sa salle et aime

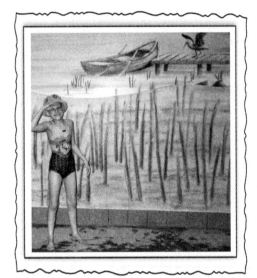

*Décembre 2001
à La Source au Mont-
Tremblant, environ un
mois avant son décès.*

y passer beaucoup du temps. Ainsi, en début de soirée nous ouvrons le petit canapé, où Vickie et moi dormirons, et y approchons le « flip flop » à une place pour son père. Nous branchons ensuite le petit sapin de Noël à fibres optiques qui illumine la pièce de couleurs chatoyantes lorsque nous éteignons la lumière. Après s'être bien installés, nous jasons ensemble et l'atmosphère semble magique. Fillette, étendue entre nous deux, jubile de bonheur. Une pensée germe soudainement dans la tête du papa alors il se lève, va chercher la caméra et l'installe de façon à nous prendre tous les trois dans l'objectif.

Dès qu'il nous a rejoints, Vickie s'écrie : « C'est la plus belle nuit de ma vie ! » Mon cœur se rompt tellement les émotions m'étreignent mais je réussis à camoufler à mon petit cœur les larmes que je ne peux contenir. Elle est si heureuse et moi j'ai si mal. Il est inconcevable que notre enfant nous quitte pour toujours. C'est intolérable, inacceptable, injuste et je nie sans cesse cette probabilité. Comment le croire, elle qui est si joyeuse présentement et qui ne semble pas si mal portante ?

Notre fille reçoit une surprise de taille lorsque Sylvianne vient nous visiter le lendemain après son travail. Celle-ci lui explique que tous les élèves de l'école lui ont confectionné une carte de Noël. Or, elle lui en remet plus de deux cents réparties dans des emballages tous plus originaux les uns que les autres, créés par chacune des classes.

Vickie prend la résolution de lire le contenu d'un paquet par soir en se couchant. Elle débute sa lecture le soir venu par les cartes des élèves de sa classe et après en avoir pris connaissance, elle me les prête afin que je les regarde à mon tour.

Le deuxième soir, elle choisit la classe de prématernelle puis le lendemain la maternelle. Fillette est attendrie par les dessins des enfants et les contemple longuement. Tenant une carte, elle me dit : « Oh ! Regarde maman comme c'est mignon. » Sa sensibilité est belle à voir et j'aime entendre ses commentaires spontanés face aux petits chefs-d'œuvre. Ma fille a une très belle âme et une grande maturité pour son âge.

Ainsi, elle prend chaque soir les cartes de vœux par ordre de niveau. Comme sa fatigue va en croissant, elle me demande rendue à la cinquième année de lui en faire la lecture.

Alors que nous sommes à l'Hôpital de L'Annonciation à la mi-décembre, Dominique, l'infirmière attitrée à notre fille, lui apprend le décès de l'homme atteint de cancer qui lui avait donné un petit oiseau de bois. Ce monsieur avait pris Vickie en affection lors de leurs traitements respectifs. Il nous confiait avec amertume que la vie n'était pas juste lorsque des enfants étaient atteints de cette terrible maladie. Il nous affirmait aussi qu'il n'avait pas du tout peur de la mort et que ce n'était pas si grave s'il ne s'en sortait pas, car il avait bien vécu sa vie et qu'il faut tous y passer un jour.

Je ne remarque pas de réaction particulière chez Vickie lors de l'annonce du décès. Son traitement achevé, nous allons rejoindre Dominique dans le stationnement car il était parti faire quelques achats pendant ce temps. Peu après, sur le chemin du retour, Fillette dit à son père qu'elle a une nouvelle à lui annoncer puis elle lui rapporte le décès du monsieur. Dominique lui demande alors ce qu'elle pense de cela. Elle lui répond aussitôt : « Ah ! Lui il est correct. La personne qui fait pitié c'est sa femme car elle va devoir dormir seule maintenant. » Nous sommes ébahis par ses propos mais elle a bien raison de penser ainsi.

Elle sait que l'école achève pour les vacances des Fêtes et elle tient absolument à finir son cahier d'écriture cursive. Elle se rend alors dans sa salle d'ado au sous-sol pour travailler tranquille. Souvent, nous devons la descendre dans nos bras car elle n'a plus la force de le faire par elle-même. Elle ne mange que très peu et par conséquent elle a incroyablement maigri. Un jour elle remonte fièrement dans les bras de son père et me tend son cahier terminé, m'incitant à lire sa composition demandée à la dernière page. Je lis son histoire de chat perdu qui finit bien et qu'elle a illustrée par différents dessins dans les marges du livre. Je remarque à travers son œuvre sa joie et son goût de vivre par son soleil grandiose et ses animaux animés et expressifs. Elle demande à ce que nous donnions rapidement son livre à Sylvianne afin qu'elle le corrige. Voici son histoire :

La balle de Ticot

Il était une fois un petit chat qui s'appelait Ticot et il habitait dans les gouttières. Un jour, Ticot jouait avec sa balle et lui donna un gros coup de patte. Sa balle bondit à des kilomètres, il la suivit en courant. Après un long moment, Ticot s'arrêta et regarda autour de lui, tout était changé... Il vit une ferme, il alla voir dedans et il aperçut un cheval. Le cheval lui dit : « Que fais-tu ici ? » Il lui raconta qu'il s'était perdu. Le cheval dit : « Tu peux rester ici. » Ticot était très content et se fit des amis.

Pendant une nuit que nous dormons à la maison, j'entends Vickie me dire : « Maman, tu vois la grosse lumière blanche dans le coin ? » Je m'assois aussitôt dans le lit et je regarde un peu partout dans la chambre, mais il fait très sombre et je ne distingue rien. Elle me lance alors : « Ah ! Je savais que tu ne la voyais pas. » Je lui demande de me la décrire mais elle ne veut pas et se recouche sans dire un mot. Je raconte le fait à son père le lendemain matin mais comme Fillette n'en parle pas, nous ne lui posons aucune question concernant cette mystérieuse lumière blanche.

Du 18 au 22 décembre, notre fille reçoit une combinaison de Célébrex et de Vinblastine à Montréal. Les effets secondaires de ce protocole expérimental sont à peu près inexistants et les cheveux de Vickie ont recommencé à pousser depuis l'arrêt du traitement précédent. Sa tête est maintenant couverte d'un petit duvet doux et soyeux et elle en est bien heureuse.

Le 21 décembre, la direction du Manoir McDonald organise une fête de Noël pour les enfants et leurs parents séjournant en ce lieu. Un succulent repas est servi pour le souper mais Vickie ne fait que grignoter car son appétit diminue de jour en jour, ce qui m'inquiète énormément. Ensuite les activités débutent avec l'arrivée du père Noël qui s'installe dans une berceuse confortable. Chatonne est joyeuse malgré sa légère difficulté à respirer et son peu d'énergie. L'illustre personnage offre un cadeau à chaque enfant et lorsque vient le tour de ma fille, celle-ci va s'asseoir sur ses genoux et répond à sa question concernant ce qu'elle désire pour Noël. Je la vois amaigrie mais tout de même souriante et les émotions me gagnent en pensant que ce sera probablement son dernier Noël. Je camoufle tant bien que mal mes larmes afin de ne pas peiner mon ange, mais c'est si difficile ! Une maman qui connaît l'état de Vickie s'aperçoit de mon chagrin et tente discrètement de me réconforter puis nous jasons un peu ensemble. L'atmosphère est à la fête et des lutins chantent et dansent gaiement. Une jeune artiste esquisse la caricature des enfants, au grand bonheur de ceux-ci. Jacqueline, la directrice du manoir, me demande si elle peut photocopier en couleurs la caricature de Vickie, qu'elle aime particulièrement. J'en parle donc à ma fille, qui y consent; elle est même fière de cette requête. La soirée passe agréablement puis à quelques reprises, j'incite Vickie à aller se coucher afin qu'elle se repose. Nous serons toutefois parmi les derniers à quitter les lieux car Fillette veut profiter au maximum de cette veillée. Je ne peux que satisfaire ses désirs et c'est un baume pour moi de la voir sourire.

Nous sommes maintenant revenus à la maison et bien heureux de passer Noël ensemble chez nous. Depuis notre retour, Vickie est rassurée par l'oxygène qui est disponible pour elle en tout temps car sa respiration est plus difficile. Comme elle n'aime pas porter le masque, elle se sert d'un tuyau de plastique, divisé en deux à l'extrémité, qu'elle approche le plus près possible de ses narines pour sentir l'entrée d'air. C'est Dominique qui s'occupe de la dose d'oxygène à lui administrer et cela, de jour comme de nuit. Il ne dort jamais plus de deux heures de suite car il surveille le tout, anxieux que sa fille manque d'air et étouffe.

Le jour, Chatonne circule dans la maison en transportant le long tuyau et je la vois régulièrement respirer une petite dose d'oxygène puis redescendre le tuyau à son cou. Lorsque nous devons sortir, le papa prend soin d'apporter tout l'attirail avec nous.

C'est la veille de Noël et en début d'après-midi, Claudette, la marraine de notre fille, nous visite avec son conjoint André. Elle tenait à apporter un présent à sa filleule comme elle le fait chaque année depuis sa naissance. Ils restent environ une heure à la maison puis repartent chez eux, à deux heures de route, pour ne pas trop fatiguer Vickie. Je crois que Claudette a dû être tristement surprise de la voir si amaigrie et blême mais elle n'a rien laissé paraître. Peut-être a-t-elle pensé que c'était la dernière fois qu'elle la voyait ? Et combien d'autres personnes pensent cela ?

La parenté, les amis, les professeurs et élèves de l'école ? Mille pensées me traversent l'esprit. Et ma fille dans tout cela ? Que pense-t-elle ? Comment se sent-elle intérieurement ? Je me sens si impuissante à l'aider moralement. Dominique a demandé à un médecin s'il était préférable de lui parler ouvertement de la mort. Sa réponse fut que Vickie est très consciente de ce qui lui arrive et nous conseille de la laisser elle-même nous en parler si tel est son désir. Mais elle n'en parle pas et je la comprends car moi-même je ne veux pas en entendre parler. Peut-être le sait-elle ? J'imagine que c'est également trop difficile pour elle et probablement qu'elle ne veut pas non plus nous faire de peine. J'espère de tout mon cœur que mon amour et ma présence continuelle auprès d'elle sont un baume, un soutien, un réconfort voire une panacée pour ma fille bien-aimée.

En fin d'après-midi, Vickie est très lasse et accepte d'aller se reposer un peu. Cela me démontre à quel point elle n'est pas bien car c'est une des rares fois depuis le début de la maladie qu'elle va se coucher chez nous durant le jour. Je l'incite à prendre une pilule contre la douleur et elle l'avale de bon gré. Cela me soulage car combien de fois je lui ai répété qu'elle n'avait pas à souffrir pour rien, mais elle refusait si souvent le médicament. Peut-être n'aime-t-elle pas ses effets ? Je vais m'étendre avec elle car je sais que ça lui fait plaisir puis je lui donne de petits becs sur l'épaule, ce qui lui fait des chatouilles et la fait sourire.

À son lever, elle se porte mieux alors nous débutons la distribution des cadeaux. Dominique filme de temps à autre des séquences avec la caméra en souvenir de ce Noël. Notre fille déballe ses cadeaux lentement avec un léger sourire aux lèvres. Son entrain habituel a complètement disparu et cela me fait très mal de la voir ainsi. Je tente malgré tout de paraître joyeuse et je remarque les mêmes efforts chez Dominique. Je lis également une grande tristesse dans le visage de Vickie, même si elle le dissimule du mieux qu'elle peut. Elle a mal, il a mal, j'ai mal, nous avons mal et cela à tous les temps de conjugaison possibles, car nous sommes envahis par une grande amertume. Ce jour qui devrait être si heureux est empreint de tristes émotions et chacun étouffe ses états d'âme afin que le moment présent soit plus supportable. Notre ange nous donne à chacun une enveloppe contenant ses bons vœux de Noël rédigés sur une feuille garnie d'autocollants bien choisis. Je prends rapidement connaissance de ses écrits en ravalant la souffrance qui monte en moi. Je jette un œil rapide à Dominique, qui a les larmes aux yeux, tout en m'approchant de mon petit cœur qui est assis sur le divan. Je l'embrasse et la remercie pour sa belle lettre de Noël puis je relis à haute voix ses vœux avec une intonation joyeuse pour alléger l'atmosphère.

Chère Maman,

Je te remercie de me donner presque tout ton temps en jouant avec moi.
Je te souhaite la plus merveilleuse nuit de l'année.
J'espère que les anges resteront toujours près de la famille.
Je t'aime et je te souhaite un…
Joyeux Noël !

De ta fille Vickie xxx

Dès que j'ai terminé, Dominique fait de même en lisant :

Cher Papa,
Tu as une très grande place dans mon cœur
Et je t'aimerai toujours.
Je te souhaite une nuit magique de Noël
Avec beaucoup de plaisir et de joie.
Moi je pense souvent à toi quand tu n'es pas là.
De ta fille Vickie qui t'aime beaucoup beaucoup.

Joyeux Noël Papa ! xxx

Sa lecture terminée, je remarque Vickie qui pleure en silence et cela m'arrache le cœur. Certainement qu'elle sait que c'est son dernier Noël. Je m'assois près d'elle et tente de la réconforter mais aucune parole ne sort. Je ne fais que lui flatter doucement un bras car je ne veux pas qu'elle se sente étouffée si je l'enlace. Je la vois si fragile et si forte à la fois. Pauvre ange d'amour ! Pauvre petite chatte ! J'ai envie de hurler tant j'ai mal.

Le soir venu, en cette nuit de Noël, je crie à Dieu en moi-même : « Si tu veux la guérir c'est maintenant le moment. » Car je sais qu'Il peut le faire si telle est sa volonté. Je pense que ce serait vraiment le bon moment car ici-bas les médecins sont impuissants et ne pourraient donc que confirmer le miracle. Mais c'est Lui là-haut qui décide alors à Lui de jouer. Je garde toujours confiance et cette espérance me donne le courage de tenir le coup et la force nécessaire pour accompagner ma fille le mieux possible. Il y a en moi un refus catégorique de perdre mon enfant que j'aime tant et je me rive de toute mon âme à l'idée d'une intervention divine qui viendra la guérir à son heure.

Durant la matinée de Noël, nous recevons de la belle visite que Fillette affectionne particulièrement. Hélène vient lui faire un massage puis toutes les deux, après avoir échangé un cadeau, jouent au Game Cube à la recherche de fantômes dans un vieux château ou encore en coursant contre la montre dans un taxi en folie. Je reconnais notre Vickie de jadis tellement elle est radieuse. Comme ça doit lui faire du bien de rire et de s'amuser et comme c'est réconfortant pour notre cœur de parents de voir notre fille enjouée, heureuse et souriante. Nous sommes très reconnaissants à Hélène pour le bonheur procuré à notre cher amour.

Ma mère reçoit la famille pour le dîner de Noël; nous sommes une quinzaine de personnes chez elle. Vickie est contente d'y être, mais son état la rend beaucoup moins gaie que les années précédentes. Son père va s'asseoir avec elle au salon après avoir installé la bouteille d'oxygène à ses côtés. Notre fille est calme et regarde les gens jaser ensemble. Sa grand-mère s'approche d'elle pour lui parler alors Dominique se retire pour lui laisser la place. Je vois ma mère et ma fille discuter tranquillement ensemble, puis ma mère lui demande si elle a quelque chose de particulier à lui dire. Vickie lui dévoile alors les visites des esprits et lui avoue qu'elle n'aime pas cela. Ma mère la rassure en lui disant que ce sont des anges qui veulent son bien. Chatonne acquiesce de la tête en souriant. Je ressens un fort serrement au cœur en pensant que vraisemblablement, dans un avenir rapproché, ces échanges ne se reproduiront jamais plus. Je parviens toutefois à contenir la douleur en m'éloignant car je ne veux surtout pas chagriner personne.

Nous retournons trois fois à L'Annonciation pour la chimio pendant la période du 26 au 31 décembre. L'appétit de Vickie diminue de jour en jour et elle ne fait que grignoter de temps à autre. Je suis désemparée et très inquiète face à cela. Son père lui demande ce qu'elle aimerait manger et elle lui répond du melon d'eau. Il fera des pieds et des mains pour lui en trouver. Il va d'abord à Saint-Jovite faire la tournée des supermarchés mais sans résultat, alors il descend aussitôt jusqu'à Sainte-Agathe, qui est à une soixantaine de kilomètres de la maison. Eurêka ! Il parvient à en trouver, en achète deux entiers et revient à la maison très heureux de sa trouvaille.

Au jour de l'An, nous retournons tous les trois dîner chez ma mère et, à mon grand étonnement, Vickie va beaucoup mieux. Elle n'a pas besoin d'oxygène de la journée, ce qui nous réjouit tous. Ma mère, tante Lise et moi jouons quelques parties de cartes avec elle en après-midi pour lui faire plaisir. Toutefois, dès le lendemain, Vickie perd sa vigueur de la veille et tout redevient comme avant; c'était trop beau pour être vrai. Et moi qui croyais que c'était bon signe, je suis à nouveau affligée.

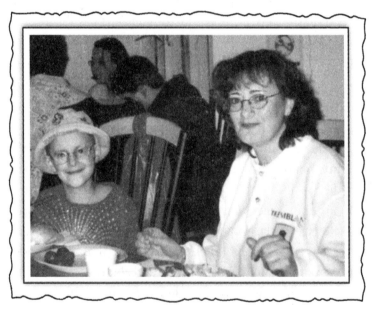

Au Manoir McDonald à Noël 2001.
Vickie avec sa maman, c'était son dernier Noël.

Vas-y mon Ange !

Pour dire ce qu'est le ciel, Jésus a encore un mot plus bref : la Vie.

Jean, 17-3

Notre fille reçoit encore deux traitements de chimio dans la région puis nous partons coucher au Manoir McDonald le dimanche 6 janvier, car elle a rendez-vous à la clinique externe de Sainte-Justine le lendemain. Pendant que je prépare les bagages, Vickie écrit rapidement une lettre à tante Gisèle, qui demeure maintenant en Alberta. Alors que je m'approche, elle cache sa feuille en me disant qu'elle veut l'écrire toute seule puis me demande son adresse postale. Je la lui écris sur un papier et lui donne un timbre par la même occasion.

Nous sommes maintenant sur notre départ et Fillette me dit : « Maman, on va revenir, hein ? » Sa question me surprend car c'est la première fois qu'elle me demande cela. Mais pourquoi dit-elle cela ? Nous sommes toujours revenues à la maison après ses traitements. Je la rassure en lui expliquant que c'est simplement un rendez-vous avec le médecin et que nous reviendrons le lendemain.

La nuit au manoir est difficile pour notre fille car elle a de plus en plus de difficulté à respirer. À plusieurs reprises, Dominique doit augmenter puis baisser le débit d'oxygène selon ses demandes. J'entends par deux fois durant la nuit son père lui murmurer : « Encore un petit *boost* ? » Il badine ainsi certainement pour atténuer l'angoisse de Vickie et la sienne également. Moi je ne dors que d'un œil et ma respiration suit le même rythme que celle de ma fille.

Le lundi matin, nous nous présentons en clinique externe et nous installons notre fille dans un lit, car elle est très faible. Elle est examinée par le médecin qui l'envoie ensuite passer une radiographie pulmonaire. Nous demandons une bouteille d'oxygène pour nous rendre en radiologie car Vickie en a besoin. Une infirmière nous apporte une bouteille presque vide mais elle nous assure qu'il y en aura assez, car elle devrait passer rapidement. Malheureusement, ce n'est pas le cas et Fillette panique un peu lorsqu'elle s'aperçoit qu'il ne reste plus d'air. Dominique sollicite alors un infirmier qui passe devant nous et celui-ci part tout de suite à la recherche d'une autre bouteille. Le temps file sans qu'il revienne et notre amour, les larmes aux yeux, fait de gros efforts pour respirer. Voyant cela, son père pousse à vive allure le fauteuil roulant vers le département d'oncologie et je les suis en courant derrière eux, ce qui prend de deux à trois longues minutes. Chatonne est soulagée lorsque Dominique lui donne de l'oxygène qui est directement connecté au mur dans le dortoir. Son infirmière Julie vient aussitôt la voir et nous lui expliquons nerveusement ce qui vient de se produire. Celle-ci va donc chercher elle-même une bouteille remplie d'oxygène puis nous retournons en radiologie. Nous sommes furieux de la négligence de la première infirmière.

Revenus au dortoir, notre petite chatte me demande si elle peut dormir car elle est exténuée. Jamais elle n'avait dormi en ce lieu auparavant. Je tire les rideaux entourant son lit et son père et moi la regardons s'assoupir rapidement.

En fin d'après-midi, le médecin vient nous rencontrer et nous informe qu'il veut hospitaliser Vickie pour la stabiliser afin que nous puissions retourner à la maison par la suite. Notre fille s'éveille peu de temps après alors je lui répète les mots du médecin en m'excusant de ne pas tenir ma promesse de revenir ce jour-là chez nous. Elle comprend bien la situation et me répond que ce n'est pas grave en me faisant un beau sourire. Je pars ensuite faire son admission pendant que son père demeure auprès d'elle. Tout en marchant, je lis sur une feuille les mots « soins palliatifs » et cela me prend au cœur. J'ai les yeux dans l'eau et des palpitations lorsque je donne les papiers à la secrétaire.

Nous montons à la chambre à l'heure du souper et nous y installons comme à l'habitude. Le personnel nous informe qu'il n'y aura pas d'autre enfant même s'il reste un lit vacant et que Dominique a le droit de dormir sur l'autre banquette.

Alors que je suis occupée à défaire la valise, Vickie dit à son père : « Papa, je veux qu'il y ait toujours quelqu'un qui me tienne la main. Toi ou maman mais pas besoin que ce soit les deux ensemble. » Son père la rassure en se rendant auprès d'elle.

En soirée, un médecin de la clinique de la douleur vient constater l'état de notre fille. Comme sa respiration est difficile, il veut lui prescrire un antidépresseur, croyant qu'elle est anxieuse. Malgré nos objections, il remplit tout de même la prescription. Fillette nous dit alors en montrant ses mains : « Je suis calme là, regardez. » Mais rien n'y fait et il évoque que cela ne peut que la soulager.

Environ trente minutes après la prise du médicament, notre fille ne se sent pas bien du tout. Elle fait une mauvaise réaction à l'antidépresseur et plutôt que de la calmer, il la rend agitée. Vickie bouge beaucoup dans son lit et pose des gestes incompréhensibles. Lorsque je lui demande ce qu'elle fait, elle m'explique qu'elle tente d'attraper des papillons qui volent près d'elle. Ensuite elle s'assoit dans son lit et semble s'amuser avec un animal puis, réalisant l'incongruité de la situation, elle me dit : « Bon, tu vois là, je suis en train de jouer à la balle avec Puce. » Un peu plus tard, elle demande à son père : « Pourquoi maman sort avec son manteau ? » alors que je suis assise auprès d'elle dans son lit. Et : « Pourquoi y a-t-il autant de monde au pied de mon lit ? » Elle est consciente malgré tout de ses hallucinations et nous confie qu'elle est tannée de tout cela et qu'elle a hâte que ça cesse.

Durant ce temps, nous avons appelé l'infirmière à la chambre afin qu'elle soit témoin des effets négatifs du médicament. Constatant la réaction anormale, elle a aussitôt averti le médecin de la clinique de la douleur. Celui-ci arrive par la suite et nous informe que ce phénomène survient parfois chez les patients. Il nous renseigne qu'à présent les effets vont s'atténuer puis disparaître car cela fait déjà un bon moment que Vickie a pris l'antidépresseur. Il lui prescrit ensuite de la morphine de façon continue mais à petites doses comme son père l'avait demandé dès le début.

Notre fille reprend peu à peu son état normal et est très lasse de cette soirée plus que mouvementée. Avant qu'elle s'endorme, Dominique m'invite à m'approcher d'elle et nous faisons notre fameuse caresse à trois. Ceci consiste à nous enlacer tous les trois puis à nous donner tour à tour un baiser, ce qui fait bien plaisir à Vickie. Dominique a surnommé notre petite famille « le triangle de l'amour » et c'est lui qui a inventé le principe de la caresse à trois depuis belle lurette. Notre fille bien-aimée s'endort finalement et son père et moi demeurons éveillés auprès d'elle toute la nuit.

Le lendemain, 8 janvier, Vickie se réveille tôt et, me voyant assise près d'elle, me dit : « Maman, as-tu dormi ? » Je lui réponds que je suis restée auprès d'elle et que j'ai dormi un peu. « Pauvre maman ! » Puis : « Tu peux regarder la télévision si tu veux. » Je lui réponds alors que j'aime bien mieux être avec elle. Vickie me sourit, elle est de bonne humeur mais se rendort tout de suite. Probablement l'effet de la morphine et c'est aussi bien qu'elle se repose comme il faut avant de retourner à la maison. Dominique, qui était allé s'étendre un peu au petit matin sur une banquette, se relève en entendant parler Fillette mais elle dort déjà lorsqu'il arrive à son chevet.

Le médecin de la clinique de la douleur revient voir comment se porte notre fille et nous avise qu'il s'était trompé dans son pronostic et s'en excuse. Dominique lui répète que Vickie n'était pas nerveuse la veille et qu'il la connaît assez pour le savoir. Néanmoins, il comprend que l'erreur est humaine et il ne lui en tient pas rigueur.

Chatonne ne se réveille pas de la matinée malgré sa difficulté à respirer. Des infirmières la surveillent régulièrement et ajustent au besoin sa morphine. L'atmosphère est calme dans la chambre et nous parlons à voix basse pour ne pas la déranger inutilement. En début d'après-midi nous recevons la visite de notre travailleuse sociale, madame Dumont, qui s'enquiert de l'état de Vickie. Nous jasons un bon moment ensemble puis elle nous avise qu'elle reviendra nous voir plus tard et s'en va.

Notre fille s'éveille tout à coup, s'assoit dans le lit sans parler puis pose ses poignets l'un sur l'autre en me regardant, l'air sérieux. Je ne comprends pas tout de suite son signe et lui dis : « Quoi Vickie, que veux-tu me dire ? » Elle refait son geste avec une légère rudesse et je saisis alors ce qu'elle veut dire : « Ah ! Tu te sens prisonnière, mon cœur ? » Elle acquiesce et me sourit tendrement puis se recouche et ferme les yeux. Son sourire était celui d'un ange tellement il était beau et serein. Je réalise qu'elle n'est plus capable de parler et qu'elle est prisonnière dans son corps. Pauvre amour ! Pauvre chatte !

En début de soirée, l'infirmière nous demande si nous désirons recevoir la visite d'un prêtre. Notre réponse étant affirmative, il arrive peu après et nous discutons ensemble puis récitons quelques prières avec lui. Il nous informe ensuite d'une chose importante à laquelle je n'avais jamais pensé, soit : « Il est important de dire à Vickie qu'elle ne s'inquiète pas pour vous et que vous prendrez soin l'un de l'autre. Ceci pour l'aider à partir lorsque son heure sera venue. » Comme il a raison ! Dès que le prêtre nous quitte, nous allons parler doucement à notre fille. Elle a toujours les yeux fermés, mais je crois bien qu'elle nous entend. Nous lui disons que nous l'aimons très fort et que nous l'aimerons toujours, puis nous lui répétons les paroles du prêtre nous concernant. Notre ange n'a pas de réaction mais elle a l'air paisible malgré sa respiration haletante. Les infirmières nous ont déjà dit que la morphine faisait disparaître la sensation d'étouffement. Dominique et moi avons été bien soulagés par ce propos car nous n'aurions pas voulu que notre fille panique en cherchant son air.

Ma sœur Ginette nous rend visite le soir et j'en suis heureuse. Elle s'approche de Vickie, l'avise de sa présence et lui parle un peu. Elle nous livre ensuite qu'elle est certaine que notre fille nous entend.

Au cours de la soirée, l'infirmière augmente un peu la dose de morphine, car la respiration de Vickie devient plus difficile et cela la soulagera. De plus, elle amène un ventilateur sur pied qu'elle dirige vers le lit afin qu'elle sente un peu d'air frais sur elle. Le temps passe et nous jasons ensemble, ma sœur et moi, sur une douce musique de fond qu'une éducatrice a apportée pour Fillette. Je vais voir ma fille de temps à autre et elle dort toujours d'un sommeil placide. Une préposée arrive vers vingt-trois heures pour demeurer toute la nuit auprès d'elle, afin de nous permettre de dormir un peu pendant qu'elle surveillera Vickie. Ginette décide de rester avec nous plus longtemps et vers minuit, sachant que nous avons passé une nuit blanche, elle nous incite à aller nous coucher un peu pendant qu'elle restera elle aussi au chevet de Vickie.

Dominique et moi allons donc nous étendre chacun sur une banquette, exténués. Je m'assoupis un peu en suivant la cadence de respiration de Chatonne, encore une fois. Le geste est involontaire et lorsque je m'en aperçois, je ralentis ma respiration mais ça reprend de plus belle, à mon insu, lorsque je suis aux portes du sommeil.

À un certain moment, j'entends une infirmière parler à Dominique, l'informant qu'elle augmente encore la dose de morphine afin que Vickie ne souffre pas. Les yeux fermés et engourdie par la fatigue, je réalise en l'entendant que ma fille peut souffrir. Plus j'y pense, plus je deviens fâchée et une injonction monte en moi comme un coup de tonnerre. « C'est assez ! Elle en a assez ! » Je suis en colère et je crie à Dieu, en moi-même : « Si Tu ne veux pas la guérir, viens la chercher tout de suite. Elle en a assez enduré comme ça. » Je suis catégorique, autoritaire et c'est mon dernier mot. Je me lève aussitôt et vais rejoindre Vickie dans son lit. Je lui parle à voix basse dans son oreille car Ginette et la préposée sont près du lit et discutent ensemble tout bas. De plus, je ne veux pas qu'elles entendent car mes paroles sont seulement pour ma fille. Je lui dis : « Ma belle chatte, tu sais que je t'aime et que je t'aimerai toujours. C'est le temps pour toi de traverser de l'autre côté. N'aie pas peur mon cœur, je suis là avec toi et je te tiens la main. Dès que tu seras de l'autre côté, grand-papa et ton oncle Claude, que tu ne connais pas encore, vont t'accueillir avec Marie et Jésus. Tu vois, tu ne seras jamais seule. Tu as assez souffert comme ça, mon ange, tu en as assez enduré. Je ne sais pas pourquoi il faut que tu y ailles si jeune mais c'est sûrement le mieux pour toi. Ne t'inquiète pas pour papa et moi. Je vais prendre soin de lui et lui va bien s'occuper de moi, sois-en certaine. Tu verras ce ne sera pas long, nous viendrons te rejoindre et alors nous serons ensemble pour toujours. Ah ! Ton père et moi allons trouver le temps long mais ce n'est pas grave et tu sais, de l'autre côté le temps n'existe plus; nous nous reverrons bientôt. Mon petit cœur, je t'aime si fort et j'ai déjà si hâte de te retrouver. Je suis sûre que c'est pareil pour papa. Alors vas-y, mon amour, c'est le moment. Je t'aime de tout mon cœur. »

Je lui donne un baiser sur le front et m'aperçois que Dominique est de l'autre côté du lit et lui tient la main gauche. Je regarde Vickie qui respire encore trois fois puis plus rien. C'est terminé. Dominique se penche, pose l'oreille sur sa poitrine et entend un dernier battement de cœur. Je lui dis : « Mais elle attendait qu'on lui donne la permission pour partir. C'est incroyable ! » Je n'en reviens pas et je pense que heureusement je me suis décidée à le lui dire, car elle aurait pu pâtir encore longtemps. Les quelques infirmières qui sont entrées dans la chambre sans que je les remarque sourient et applaudissent. L'une dit à mi-voix : « Bravo, Vickie ne souffre plus. » Tout le monde sourit y compris nous, ses propres parents. C'est à n'y rien comprendre.

Peu après, le médecin vient constater son décès qui est survenu à zéro heure cinquante-huit minutes le 9 janvier. Lorsque je lui relate que notre fille attendait notre permission pour partir, il me répond que c'est un phénomène courant. Je suis bien surprise de sa réponse.

Les infirmières nous demandent ensuite si nous désirons rester seuls avec notre fille. Aussitôt je leur réponds par l'affirmative et tous les gens sortent, y compris ma sœur. Je l'invite à rester avec nous mais elle préfère nous laisser seuls.

J'imagine que Vickie est maintenant sortie de son corps et qu'elle est quelque part à flotter au-dessus de nous alors je m'adresse à elle vers le plafond et son père fait de même. Nous commençons à lui parler et soudain la perte de notre fille nous saute au visage. Je me mets à pleurer et tout ce que je parviens à dire c'est : « Mon bébé, mon bébé ! » à plusieurs reprises. Dominique pleure également et je l'entends bredouiller mais je suis trop prise dans mes propres émotions pour comprendre ce qu'il raconte. Nous parlons en même temps et ce brouhaha dure près de dix minutes.

Notre douleur exprimée, nous réussissons ensuite à lui parler de mille sujets, c'est-à-dire du grand bonheur que nous avons eu lorsqu'elle est venue au monde, de son enfance, de notre amour pour elle, de son intelligence, de sa sensibilité, de sa beauté, de ses talents, de son grand cœur, de son courage, de sa foi, de sa compassion, de sa force. Nous lui parlons de sa famille, de ses amis, de ses animaux. Nous lui racontons des anecdotes : « Tu te souviens Vickie de telle chose ? » Parfois nous sourions et sûrement qu'elle sourit avec nous. Nous lui faisons le signe de cœur avec les mains qu'elle avait découvert elle-même. Nous repassons les grands moments de sa vie, les heureux et les difficiles.

Je lui dis : « Alors ma belle, comment trouves-tu ça, voir avec les deux yeux ? » Elle avait si hâte à cela. Je suis assise près de son corps qui est déjà froid, blanc et rigide et je sais qu'elle n'y est plus et que c'est seulement son enveloppe corporelle qui est près de moi. Je la sais présente avec nous, je la sens et nous sommes encore les trois ensemble. Dominique et moi demeurons plus de trois heures trente avec elle à lui parler puis je lui dis pour terminer : « À présent, mon ange, va où tu dois aller et nous te rejoindrons dès que notre temps sera venu. Sois heureuse maintenant, tu le mérites tant. Je t'aime et t'aimerai toujours. À bientôt Vickie d'amour. »

Dominique lui fait ses adieux lui aussi puis je vais chercher ma sœur qui attend à l'extérieur de la chambre. Une infirmière nous demande si nous avons besoin de quelque chose, si nous voulons un café. J'opte pour le café tout comme ma sœur et Dominique ne veut rien prendre. Nous ramassons nos objets personnels et ceux de Vickie dont Crémette, son chien beige en peluche, qu'elle apportait toujours avec elle. Je ramasse son manteau et ses bottes et la douleur m'assaille cruellement. Nous parlons très peu; nous sommes épuisés et dans un état second. Lorsque tout est ramassé, je vais auprès de ma fille une dernière fois et l'embrasse sur le front; elle est déjà si froide. Je lui enlève sa chaîne avec un cœur en or serti d'une perle qu'elle a reçu de son père à Noël et je fixe le bijou à mon cou en lui disant que je le porterai pour elle. Dominique va l'embrasser également puis nous quittons la chambre. Je me retourne une dernière fois, les larmes aux yeux, en lui promettant que nous nous reverrons bientôt à Labelle. Quel affreux déchirement pour nos cœurs de parents !

Nous quittons l'Hôpital Sainte-Justine dans un état second vers six heures du matin. La voiture est tellement vide sans la présence de notre enfant sur la banquette arrière. Je demande à Dominique s'il n'est pas trop fatigué pour conduire et il me répond que ça va aller. Comme je crains tout de même qu'il s'assoupisse, je lui parle de sujets anodins en lui demandant son avis pour le tenir en alerte. Toutefois, je manque rapidement d'inspiration, étant très lasse moi-même. À part quelques commentaires insignifiants, je plonge dans de vagues pensées en surveillant d'un œil la route qui défile devant moi.

Parvenus à la hauteur de Laval, il se produit en moi un phénomène incroyable que je n'ai jamais ressenti de ma vie. Je sens que nous sommes deux dans mon corps; je sens physiquement Vickie à l'intérieur de moi et cela me procure un sentiment de joie immense. Je me tourne vers Dominique en m'imaginant un instant qu'il puisse voir lui-même cette fusion mais il n'en est rien. Je lui révèle alors en souriant ce qui se passe en moi et lui décris les sensations insolites en mon être. Il me regarde sérieusement et ne dit mot. « Il doit penser que j'hallucine à cause de ma peine. » Je reprends aussitôt. « Crois-moi, je te le dis que Vickie est en moi. Lorsque je bouge, lève un bras ou tourne la tête, nous le faisons à deux. Tu ne t'en aperçois pas ? » Non, il ne discerne rien d'inhabituel dans mes gestes. Je ressens si fort ma fille dans mes cellules, dans mes muscles que je suis presque surprise que ce soit imperceptible à ses yeux. « Lorsque je te parle, tu ne remarques pas les intonations de Vickie ? » Même dans mes paroles, je reconnais la douceur de sa voix, son ton et même son débit. Il ne distingue rien ! Qu'à cela ne tienne, je me réjouis de cette « visite » et je m'amuse à bouger délicatement pour ressentir mon petit ange. Tout à coup je me rends compte que je tourne avec mon index une mèche de cheveux sur le dessus de ma tête, habitude que je n'ai jamais eue mais que ma fille avait depuis sa tendre enfance. Je ne peux m'empêcher de penser qu'elle redécouvre avec bonheur cette manie qu'elle a laissée bien malgré elle lorsqu'elle a perdu ses cheveux. En fait, pas complètement laissé car il lui arrivait parfois de faire glisser mes cheveux entre ses petits doigts lorsque nous étions couchées ensemble.

Je suis heureuse dans l'ici maintenant et je ris du paradoxe que mon attitude démontre : une mère récemment en deuil, souriante. Cette manifestation subsiste de Laval à Sainte-Agathe, soit pendant trois quarts d'heure environ puis tout se dissipe.

Je remercie ma fille d'être venue révéler qu'elle vit encore mais d'une façon différente maintenant. Quel bon présage pour tous !

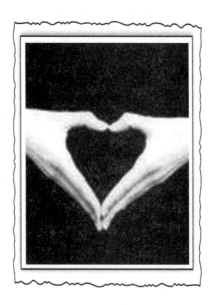

Témoignages

«Tu es une bonne amie, tu as mis la joie et le bonheur dans mon cœur. Ton sourire me manque et ta voix aussi. Même si tu es partie, tu resteras ma meilleure amie.» — Sa grande amie

«Tu seras toujours mon amie dans mon cœur.» — Une autre copine

«Ton sourire est entré dans nos cœurs dès le premier jour où nous t'avons connue. Il continue d'y vivre à tout jamais.» — Famille amie

« Merci pour ton magnifique sourire, Belle Demoiselle.» — Une pharmacienne

« Un petit ange de plus au paradis… Merci Vickie pour ta force et ton sourire.» — Une connaissance

« […] quel message tu nous as laissé ! Ce message pour plusieurs est celui qui nous dit : "Vivez une journée à la fois et même encore plus, vivez l'instant présent. Restez toujours joyeux. Vivez l'intimité avec Dieu et abandonnez-vous à Lui."» — Une maman amie

«Tu dois être certainement le plus beau des anges puisque tu avais déjà des ailes sur cette terre.» — Une amie adulte

« À une petite princesse courageuse; repose en PAIX.» — Un chanteur connu

« Tu es le plus grand exemple de courage et de ténacité pour nous.» — Une famille amie

« Va, je me réjouis pour toi. Sois heureuse maintenant tu le mérites tellement et aide-nous à saisir que tu ne nous as pas vraiment quittés. Que tu es simplement passée à une dimension plus élevée... Tu es enfin face à cette Lumière que Jésus nous a promise. Aide-nous à ne pas te pleurer mais plutôt à comprendre que tu es libérée.» — Une amie adulte

« Que l'envol de Vickie soit doux et accompagné par les anges gardiens.» — Une amie adulte

« Vickie m'a appris, m'apprend et m'apprendra toujours le vrai sens de la vie, soit l'amour.» — Une parente

« ... votre petite "cocotte" m'a apporté de grandes choses dans la vie. Elle m'a fait grandir au long des moments passés auprès d'elle.» — Une infirmière

« Le souvenir de ce petit ange de douceur restera toujours gravé dans mon cœur.» — Un professeur

« Elle avait un grand courage et une maturité incroyable et comme d'habitude lorsque je pensais à elle, un calme est venu accompagner mes pensées... Votre fille m'a beaucoup touché; c'était une grande femme qui habitait cette petite fille.» — Un ami

« Elle restera à jamais gravée dans ma mémoire par sa joie de vivre, son intelligence, son amour de la vie et le mystère qu'elle portait. » — Une parente

« Vickie était une petite fille courageuse et nous nous rappellerons d'elle comme étant très déterminée. » — Des employés municipaux

« Votre petite fille est exceptionnelle et son court passage sur la terre aura laissé des traces dans nos cœurs. Son sourire, sa petite voix, son courage et la volonté de se dépasser dans tout, même dans les moindres gestes. » — Une agente de pastorale

« Un ange est passé… Le sourire de Vickie restera dans nos cœurs. » — Gens d'un organisme

« Vickie est choisie par Dieu pour nos jeunes d'aujourd'hui… Il faut croire à sa mission du haut du ciel. » — Une religieuse

« Ultimes retrouvailles avec l'Être Suprême. » — Une parente

« C'est une petite fille que j'affectionnais beaucoup; à la fois timide et réservée, elle savait ce qu'elle voulait. Une batailleuse qui, en définitive, s'adaptait à la réalité… Elle a été forte vraiment dans la vie et… comme elle vous aimait ! Vous étiez beaux avec elle; elle vous animait, devenait votre soleil. » — Une professionnelle d'un hôpital

« Mon plus grand désir serait qu'un jour pas très éloigné nous puissions lire des extraits de la vie de votre Petite. » — Une grand-maman amie

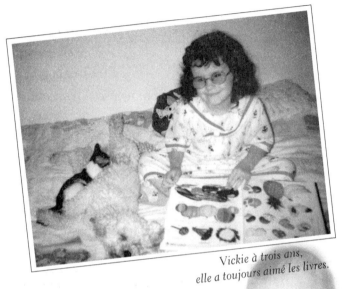

Vickie à trois ans,
elle a toujours aimé les livres.

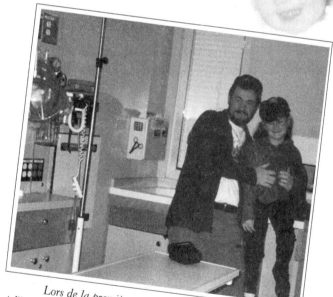

Lors de la première admission de Vickie
à l'Hôpital de Sainte-Justine en oncologie avec son père.

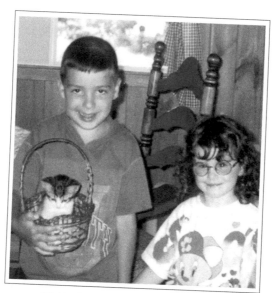

Vickie, 4 ans, avec son cousin Samuel.

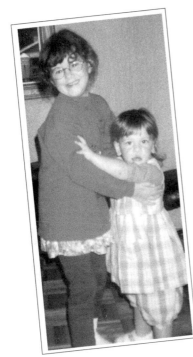

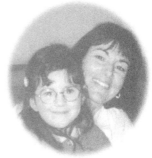

*Été 1998
Vickie, 5 ans
et
sa cousine
Marie-Ève, 1 an.*

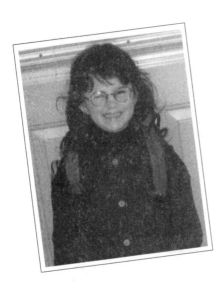

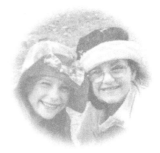

La première journée
à la prématernelle
à la fin mars 1998,
Vickie vient d'avoir
ses cinq ans.

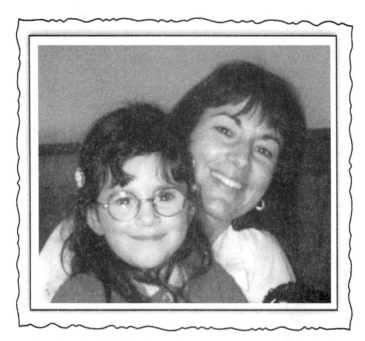

L'anniversaire de Vickie à ses sept ans avec sa marraine Claudette.

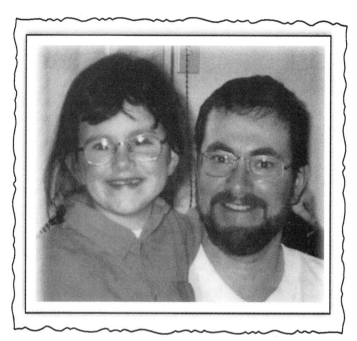

Vickie et papa, mars 2000.

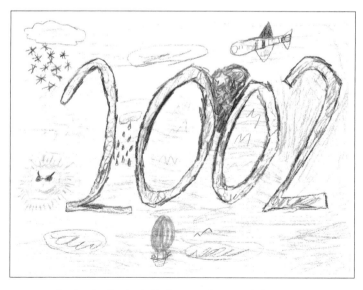

Le dernier dessin de Vickie pour l'arrivée de l'an 2002.
« Un voyage en avion beaucoup plus haut que le soleil ! »

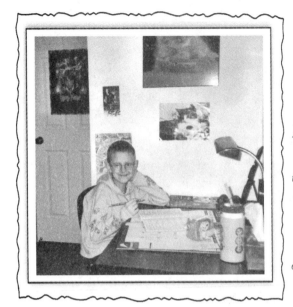

*Automne 2001.
Vickie tient à
commencer sa
troisième année
d'école à la
maison.
On la voit ici
dans sa salle
« préado »
où elle reçoit ses
amies.*

*Tante Ginette
et Vickie
au Manoir
Mc Donald
été 2001.*

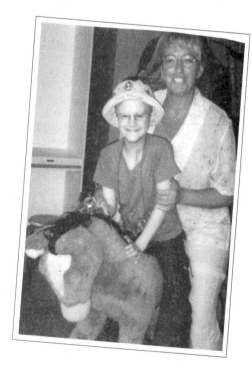

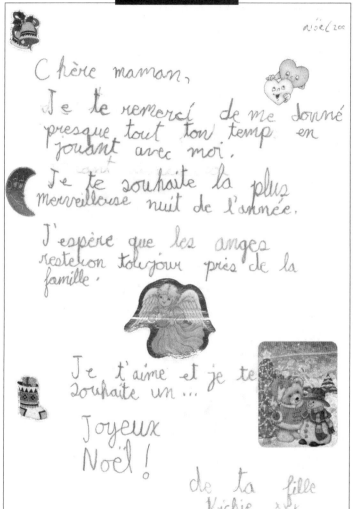

noël 200

Chère maman,

Je te remercí de me donné presque tout ton temp en jouant avec moi.

Je te souhaite la plus merveilleuse nuit de l'année.

J'espère que les anges resteron toujour près de la famille.

Je t'aime et je te souhaite un...

Joyeux Noël !

de ta fille
Vickie xxx

Nov 2001

Chère maman,

Je te souhaite une belle fête remplie d'amour et je t'ai écrie un poème.

Une maman, Quand on a besoin de quel-que chose tu est toujour là. Une maman c'es tres précieux pour moi, tu est un vrai trésor.

Bonne journée remplie de joie!

De ta fille Vickie qui t'aime très fort × × ×

× × × × × × × × × × × × × × × × × ×

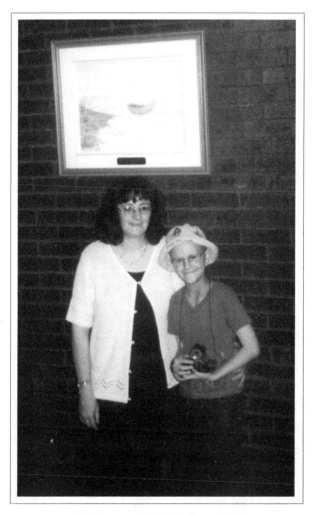

Vickie et sa mère, à l'automne 2001,
devant la toile offerte par sa tante Céline au Manoir McDonald.

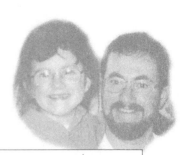

Un papa c'est...
Le soleil dans mon cœur,
Le plus sportif et le plus courageux,
Mon trésor, le plus fort de toute la famille.
                Bye bye xxx ÷
  xxx
De ta grenouille Vickie qui t'aime très

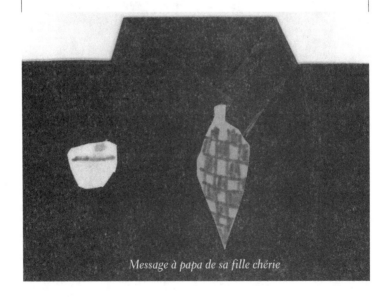

Message à papa de sa fille chérie

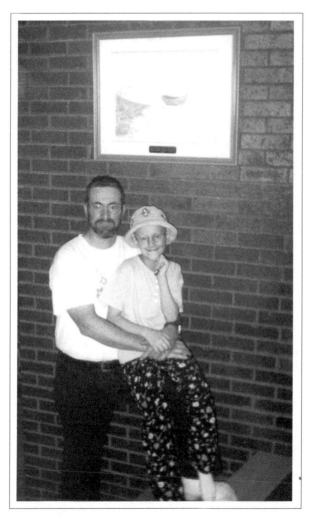

Été 2001 — Vickie avec papa au Manoir Mc Donald.

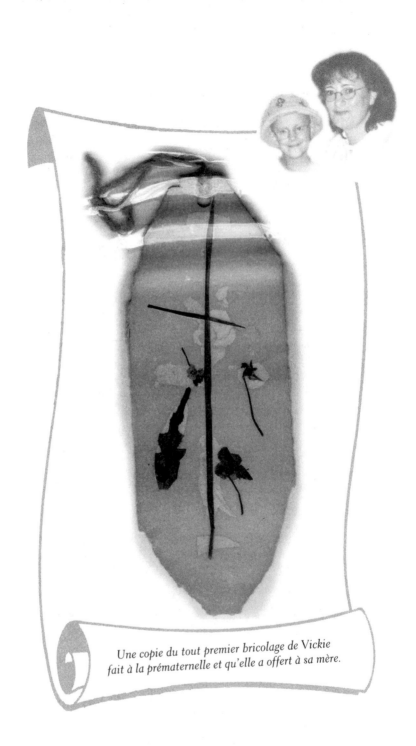

Une copie du tout premier bricolage de Vickie
fait à la prématernelle et qu'elle a offert à sa mère.

Joyeuses payues
À toi papa, En cette
journée si spécial J'aimerai
te souhaiter beaucoup de
joie et d'amour.
Je pense à toi chaque
jour. Je te remerci pour
travailler si fort pour
nous tous, et Je te
remerci aussi pour
toute les choses que
tu fait pour moi.
Alors J'espère que tu
t'amusera bien,

De ta fille
Vickie
qui t'aime trè
fort:
♡ x x x x x x x x x x x x x x x x x ♡

15 Avril 2001

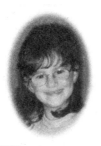

Chère fille,

Cinq ans séparent ta dernière fois
où l'on a pu se tenir la main.
Maintenant tout a changé; mais
ta mémoire se perpétue. Ton
passage sur terre n'a duré que neuf
ans mais... quel témoignage de
Vie, tu nous laisses en héritage !
Chère Amour, tu nous manques
toujours autant et chaque jour qui
passe nous pensons à toi. Ton
sourire est à jamais gravé dans le
cœur de tous ceux et celles qui t'ont
côtoyée, connue et aimée.

Tes parents,
Jocelyne et Dominique xxxx

Titres publiés à La Plume d'Oie depuis 2003

BIOGRAPHIE

AUBÉ SAVOY, Christine. *Hommage à ma p'tite Isabelle*, 2004, 23,95 $
MOREL, Jean-Paul. *Chronique d'un monde révolu*, 2004, 19,95 $

CONTE

DE FOREST, Ariadnë. *Les guimbardes échotières*, 2005, 21,95 $
DUFORT, Pierre. *Les contes du cordonnier*, 2007, 22,95 $
GAGNON, Claire. *Le secret des étoiles*, 2004, 8,95 $

CROISSANCE PERSONNELLE

BERNIER, Danièle. *Un jeudi pas comme les autres*, 2004, 19,95 $

DOCUMENTAIRE

BERNIER, Francis. *Guide des oiseaux de la forêt du Québec*, 2005, 19,95 $
CÔTÉ, Isabelle. *La relation d'aide sécuritaire*, 2003, 22,95 $
DANCAUSE, Judith. *La mort aux pieds d'argile – Soins de réconfort*, 2004, 24,95 $
LAVALLÉE, sœur Odette (r.h.s.j.). *Traverser les obstacles d'un chemin difficile*, 2004, 17,95 $
LAVALLÉE, sœur Odette (r.h.s.j.). *Ouvrir les yeux autrement*, 2004, 17,95 $
LAVALLÉE, sœur Odette (r.h.s.j.). *Voyager vers l'Infini*, 2005, 17,95 $
SAINT-PIERRE, Angéline. *Hommage aux bâtisseurs*, 2003, 25 $
SAINT-PIERRE, Angéline. *Saint-Jean-Port-Joli, Les paroissiens et l'église*, 2004, 19,95 $
SAINT-PIERRE, Angéline. *Noël et le temps des Fêtes*, 2006, 22,95 $

ESSAI

DESROCHERS, Carl. *La vie avant tout*, 2007, 2 $
LAGACÉ, Rodrigue. *Raconte-moi une histoire*, 2005, 18,95 $
LATREILLE, Yvon et Suzanne ST-JEAN. *Que dis-tu sur toi-même ?*, 2006, 17,95 $

GÉNÉALOGIE

BUSQUE, Maurice et ROBERTSON, Carmen. *Sur la trace des Busque*, 2005, 40 $
CARON D'AMÉRIQUE, Familles. *20 ans – une fierté à partager*, 2004, 20 $
GAGNÉ, Onil. *Louis Gasnier dit Bellavance, Sieur de Lafresnaye*, 2003, 25 $

LANGUE ET LITTÉRATURE

JOBIN, Jean-Louis. *Enseigner la vérité*, 2003, 24,95 $

NOUVELLES

LANDRY, Charles. *La routine ? Connais pas... – Nouvelles érotiques d'un couple aimant*, 2006, 17,95 $

LAPRISE, Jean-Noël. *Coups de cœur avec les autres et avec Lui*, 2006, 13,95 $

POÉSIE ET RÉFLEXION

BLAIS, Sylvie et Jacques Béland. *Des images et des mots*, 2003, 25 $
BOLDUC-RAINVILLE, Michelle. *Arbre de source divine*, 2004, 16,95 $
BOUCHER, Paul. *Promenade musicale*, 2004, 14,95 $
CHÂON, France. *Les dessous d'un cœur*, 2004, 16,95 $
COLJON, Jean-Pierre. *Avec et sans amour - Randonneur et rêveur*, 2005, 17,95 $
DESBESSEL, Jean-Pierre. *Le cycle de la vie*, 2005, 17,95 $
DÉSILETS, Guy. *Désir équinoxe*, 2005, 14,95 $
DÉSILETS, Guy. *Solstice désir*, 2006, 14,95 $
LAMARRE, abbé Martin. *Je rêve*, 2003, 19,95 $
LANDRY, Charles. *Si j'écrivais comme je t'aime*, 2005, 15,95 $
LANGLOIS CHÊNEVERT, Denyse. *Parfum d'automne*, 2004, 17,95 $
LAPRISE, Jean-Noël. *Coups de cœur Grandeur Nature*, 2003, 19,95 $
MICHAUD VAILLANCOURT, Claudette. *Retour vers la Lumière*, 2006, 16,95 $
MÉNARD, Jean-Sébastien. *Les marées de l'âme*, 2005, 18,95 $
RIOUX, Daniel. *De la vague à l'âme*, 2006, 16,95 $
ROY, Louis-Daniel. *Poésie du petit monde*, 2003, 14,95 $
SIMARD SAINT-GELAIS, Juliette. *À la brunante*, 2003, 15,95 $
TURCOTTE, Line. *Vogue vogue ma vie*, 2004, 16,95 $

RÉCIT

ALEXANDRE, Nathalie. *J'entends le silence*, 2006, 23,95 $
BOIVIN, Jean-Louis M.D. *Vécu d'un endormeur — propos d'anesthésiste*, 2006, 21,95 $

BRUNET, Jocelyne. *Vicky mon ange, princesse du sourire*, 2007, 19,95 $
CARON, Christiane. *Le grand mal*, 2003, 17,95 $
CHABOT, Léandre. *Léandre se raconte — avant de dire adieu*, 2005, 25 $
DUPONT, Paulette. *La mémoire brisée* (Alzheimer), 2003, 17,95 $
ÉMOND, Johanne. *D'une femme à propos d'une autre*, 2003, 18,95 $
GAUDREAU-MAROIS, Émérentienne. *Émé... Une vie simple*, 2003, 19,95 $
GAUDREAU, Yvonne. *Graines de soleil*, 2005, 19,95 $
LEBLANC SAVOIE, Angèla. *Le Psaume de la Vie d'une ex-religieuse*, 2005, 14,95 $
LEBLANC SAVOIE, Angèla. *L'Odyssée du bonheur*, 2006, 18,95 $
LÉGARÉ-LESMERISES, Diane. *Plus de 64 000 pas*, 2003, 17,95 $
LEGENDRE, Marie-Victoire Renée. *L'alarme à l'œil*, 2005, 18,95 $
LESAGE-VÉZINA, Thérèse. *Un château moyenâgeux*, 2003, 18,95 $
MAKAREWICZ, Ina. *Hommage à Basile*, 2005, 14,95 $
MORIN, Charles-Léon. *Les enfants de Floridor*, 2005, 19,95 $
NADEAU, Louis-Georges. *Osez la vie*, 2004, 34,95 $
NICOLE, France. *La Bête et la Belle : le cadeau derrière le cancer*, 2005, 23,95 $
OUELLET, Jacques S. *Hector Desforêts*, 2006, 23,95 $
OUELLETTE, Léo. *Guérison par le frère André*, 2006, 19,95 $
RAYMOND-AMYOT, Hélène. *Mon odyssée péruvienne*, 2003, 19,95 $
TREMBLAY, Solange. *Petit ruisseau deviendra grand*, 2004, 19,95 $

ROMAN

BEAUCHEMIN, Alain. *Le chant des étoiles*, 2005, 22,95 $
BELLEVANCE-LABRECQUE, Éva. *Évelyne — Les chemins ardus de l'exis-tence* tome 1, 2004, 19,95 $.
BELLEVANCE-LABRECQUE, Éva. *Évelyne — Les chemins ardus de l'exis-tence* tome 2, 2005, 19,95 $.
CHARRON, Lucie. *Le rêveur ailé*, 2006, 16,95 $
DELORME, Jean. *Le vieux coq qui pond*, 2005, 27,00 $.
DESCARY, Thérèse. *1095 jours, L'Ange-Gardien*, tome 1, 2004, 19,95 $
DESCARY, Thérèse. *1095 jours, Notre-Dame*, tome 2, 2004, 19,95 $
DESCARY, Thérèse. *1095 jours, Je promets...*, tome 3, 2005, 19,95 $
DESROCHERS, Carl. *Le thaumaturge*, 2004, 18,95 $
DESROCHERS, Carl. *Imparfait*, 2006, 21,95 $
DUGUAY, Christian et Serge FITZBACK. *L'Empire perdu*, 2006, 39,95 $
GAUTHIER, Pierre-Jacques. *Le grand voyage du cœur*, 2005, 19,95 $
GIROUX, Monique T. *Les versions de la vérité*, roman jeunesse, 2003, 19,95 $
LABBÉ, Michel. *Le boomerang du temps*, 2005, 21,95 $
LACROIX, Florence. *À l'assaut de la vie — Le courage de Martin face aux intempéries*, 2005, 22,95 $
LALANDE, Daniel. *Sur les épaules d'un gnome*, 2005, 16,95 $
LANGLOIS CHÊNEVERT, Denyse. *Tant qu'il y aura du sable — Véronique*, 2005, 22,95 $
LANGLOIS, Jeannine. *Passion de septuagénaires*, 2003, 14,95 $
LAPORTE, Patricia. *Le châtaignier*, 2006, 18,95 $
MASSON-LUSSIER, Jules. *Amour&amitié.com*, 2003, 29,95 $
OLIVIER, Nicki. *Tout commença une nuit*, roman jeunesse, 2004, 19,95$
OLIVIER, Nicki. *Les mystères des profondeurs*, roman jeunesse, 2005, 17,95 $
OLIVIER, Nicki. *Imagine...*, roman jeunesse, 2005, 17,95 $
OLIVIER, Nicki. *À la poursuite d'une créature maléfique*, roman jeunesse, 2007, 17,95 $
OUELLET, Jacques. *Hector Desforêts – Un roman pour tous les amoureux de la forêt*, 2006, 22,95 $
ROBERGE CANTIN, Yvette. *Taniata — L'Indienne de la rivière Etchemin*, tome 1, 2003, 22,95 $
ROBERGE CANTIN, Yvette. *Taniata — Les enfants de l'Indienne*, tome 2, 2005, 22,95 $
ROY, C.-Lynn. *Le cœur de Sarah*, 2004, 23,95 $
ROY, C.-Lynn. *Skeena, par la fenêtre du temps*, 2006, 22,95 $
VACHON, Louis. *Nymphe*, 2005, 23,95 $

COLLECTION PATRIMOINE ET HISTOIRE DE CHEZ NOUS

Cap-Saint-Ignace, tome 1, 792 pages, 40 $
Montmagny, 864 pages, 90 $
Saint-Pierre-de-la-Rivière-du-Sud, 448 pages, 50 $

Chambord, reliure allemande, parution en 2007
Charny, 1903-2003, reliure cousue-caisse — 50 $
Château-Richer, 2005, reliure cousue-caisse — 70 $
Honfleur, 1904-2004, reliure cousue-caisse — 60 $
Kamouraska, 1674-1999, reliure allemande — 19,95 $
Notre-Dame-Auxiliatrice-de-Buckland, reliure cousue-caisse — 80 $
Pintendre, 1900-2000, reliure cousue-caisse — 50 $
Rivière-du-Loup, 2000, reliure cousue-caisse — 80 $
Saint-Anselme, reliure cousue-caisse — 85 $
Saint-Antoine-de-l'Isle-aux-Grues, reliure cousue-caisse, 75 $
Saint-Antoine-de-Tilly, 1702-2002, reliure allemande — 30 $
Sainte-Apolline-de-Patton, 1902-2002, reliure cousue-caisse — 50 $
Saint-Damien-de-Buckland, reliure cousue-caisse, parution en 2007
Saint-Émile-de-Suffolk, reliure cousue-caisse — 40 $
Saint-Eusèbe, reliure cousue-caisse — 80 $
Sainte-Félicité de L'Islet, 1945-1995, reliure cousue-caisse — 50 $
Sainte-Françoise, reliure allemande — 35 $
Saint-Jean-Chrysostome, reliure allemande — 50 $
Saint-Jean-de-Brébeuf, reliure cousue-caisse — 30 $
Saint-Jean-de-Dieu, 1873-1998, reliure cousue-caisse — 50 $
Saint-Jean-Port-Joli, *Au pays des miens*, reliure allemande — 30 $
Saint-Lambert-de-Lauzon, 1853-2003, reliure cousue-caisse — 80 $
Saint-Lazare, 1849-1999, reliue cousue-caisse — 50 $
Saint-Nazaire-de-Dorchester, reliure cousue-caisse — 50 $
Saint-Pamphile, 125 ans d'histoire de l'église, 2005, reliure allemande — 15 $
Saint-Pamphile, les familles, 2000, reliure cousue-caisse — 50 $
Saint-Paul-de-la-Croix, 1873-1998, reliure cousue-caisse — 50 $
Val-des-Lacs, reliure allemande, parution en 2007

Visitez notre site Internet au www.laplumedoie.com

Pour commander
demandez à votre libraire ou directement à la maison d'édition au
418.246.3643
ou par courriel à info@laplumedoie.com

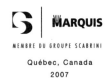

MEMBRE DU GROUPE SCABRINI

Québec, Canada
2007